デンタルオフィスナビゲーション
歯科医師のための
コンサルテーション入門
理念・技術・システム

榊　恭範　田村仁美　品川富美　著

医歯薬出版株式会社

This book was originally published in Japanese
under the title of :

Welcome to Dental Office

Dentaru Ofuisu Nabigeshon — Shikaishi-notameno-Konsaruteshon Nyumon — Rinen Gijutsu Sisutem
(Dental Office Navigation
An Guide to Consultation for Dentist — Philosophy, Tecnique and System)

Sakaki, Yasunori, Tamura, Hitomi, Shinagawa, Humi,
　Sakaki Dental Clinic

© 2011 1st ed.

ISHIYAKU PUBLISHERS, INC.
　7-10, Honkomagome 1 chome, Bunkyo-ku,
　Tokyo 113-8612, Japan

はじめに

　2010年4月の歯科診療報酬では，24年ぶりに医科全体の＋1.74％を上回る2.09％のプラス改定となりました．つまり歯科医療体系の再構築，医療提供体制の充実と経営基盤の強化，患者にとってわかりやすい歯科医療体系の構築などに重点のおかれた診療報酬改定，さらに引き続き以前の改定時に導入された各種書類の作成が義務づけられたことで，われわれ歯科医師の行う仕事は以前より煩雑になるに違いありません．

　また，診療内容の明細がわかる領収証の発行にしても，窓口での時間が必要となります．これらすべてを診療時間内に完全に行うことは不可能と考えますが，現時点では歯科保険医は決められた内容どおりにするしかありません．

　つまり2010年の改定でも，われわれ歯科医師に求められていることは，患者さんの視点から見て，透明で，十分な説明のもとに，安心して納得できる歯科医療ということではないかと考えています．

　これに応えるには，いままでに歯科界が研鑽し，積みあげてきたすべてを日常臨床で患者さんに提供していかなければなりません．そのスタートが「説明すること」であると考えています．

　さまざまなツールを用いて，医院および治療のコンセプト，それぞれの患者さんの現状と今後の展望，治療内容，期間，費用，経過，起こりうるトラブルとその対策，費用と再治療時の費用，計画書と契約書と保証期間，治療に対する評価などを十分に説明することに努め，納得の治療を目指すということです．

　しかし，患者さんの理解力，また診査や治療が進んでの状況の変化もあるので，この「説明」は一度すればよいというものではなく，各ステップで詳細や全体像を説明するなど，「繰り返し説明すること」は，患者さんにとって自分の治療の進行状況と最終目標が理解しやすくなるはずで，治療が長期間に及んだ場合でも不安なく付き合っていただけるポイントでもあります．

このことは，何も目新しいものではなく，自費診療を中心に行っている歯科医院においては，すでに常識であり，実行されています．当院においても，約20年前の1990年ごろから，「説明すること」の必要性を感じて実践してきました．

　ここ数年の「書類による患者説明をせよ」ということは，「患者中心の医療」という医科界の流れが，歯科の保険医療に逆波及してきたものと感じています．

　いずれにせよ，現況の医療には「説明」は必須であると考えています．

　そこで，患者さんに納得し，満足していただくための当医院の取り組みをまとめてみることにしました．

　歯科医院では，医院のカラー，治療レベル，スタッフの資質など，すべてが院長の見識，リーダーシップによって決定されるといっても過言ではありません．

　コンサルテーションについても，はじめから歯科衛生士，歯科技工士，受付などのスタッフに任せればよいというものではありません．「説明」の内容，実体は，院長である歯科医師の姿そのものなのです．故に，まず，「説明」ができ，その説明に忠実な診療ができているかどうかを検証し，自らがそれを行えてはじめて，院内教育によって，歯科衛生士，歯科技工士，受付の力を借りてのコンサルテーションを行うことができるのです．

　よって本書は，「歯科医師のためのコンサルテーション入門」として，執筆しました．願わくは，それぞれの地域，医院にふさわしい院内システムを構築して，スタッフと力を合わせて，患者さんが幸福になる医療を実践していただき，そのことにより，歯科医療が信頼され，高いQOLの担い手であることを社会が認識してくれることにつながれば，望外の喜びであります．

2011年　立春　　　　　　　　　　　　　　　　　　　　　　　榊　恭範

はじめは自分で
―なぜ「歯科医師のための……」なのか―

　コンサルテーションは，まずは歯科医師自身が行えなくてはなりません．もし，この本を手にとってくださったあなたが，院長であればもちろんのことですが，勤務医，研修医であっても，今日からこつこつと説明に役立つ資料を集め始めてください．資料なくして効果的なコンサルテーションは成り立たないと考えています．そして，明日からエンドや支台築造などの1歯のコンサルテーションを早速始めてみてください．

　コンサルテーションに慣れるまでは，まずは自分が行ったコンサルテーションをビデオで録画する，メモをとるなどして，反省と改善を繰り返し，トレーニングすることが必要です．そうした実践の後に，担当医，担当歯科衛生士，歯科技工士に見せて，聞かせて，覚えてもらうということになります．

　当院でも，当初は院長である筆者がコンサルテーションを行い，その姿をスタッフにも見せつつ，内容を進化させてきました．患者さんのブラッシングではありませんが，できているつもりと効果的にできたかどうかは全く違うのですから，「客観的にみる」ことが必要です．

　その結果，現在の当院では，勤務医や歯科衛生士・歯科技工士に対して，院内ミーティングで患者さんごとのコンサルテーションの内容の検討，指示を行い，患者さんには，院長である私からの説明は，全体像を示すごく短時間で簡単なものとなっています．そして，たとえば「検討結果の詳細は，歯科衛生士から説明を受けてください」と，バトンタッチがスムーズにできるようになりました．かつてのように時間をかけて院長が行うことは少なくなり，その分，治療に専念することができるようになりました．

　患者さんが安心して説明を聞けるためには，患者さんへの担当スタッフの紹介が必要です．歯科衛生士や歯科技工士を「優秀な専門家」として患者さんに紹介します．また，受付も全体のコーディネーターとして紹介します．

　患者さんは，緊張した状態でたくさんの情報を与えられても，一度の説明では十分に理解することは不可能です．ましてや初めて聞く言葉があったり，説明を理解する処理能力にも限界があります．そこで，治療を終えた患者さんには，さまざまなスタッフにより，繰り返しての伝達が必要なのです．

　つまり，診療室が一丸となって対応することで，コンサルテーションが実を結び，充実度の高い診療が行えると考えています．

もくじ

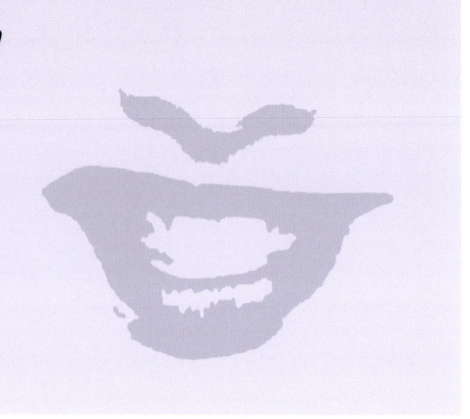

第1章　コンサルテーションの必要性 …………………………………………9

❶ なぜコンサルテーションを行うのか ……………………………………………10
❷ 医療者としての原則と自分のスタイル …………………………………………12
❸ コミュニケーション成立の要件／聴く・話す …………………………………14
❹ 患者さんの希望を聴くための環境整備と信頼性の構築 ………………………16
❺ 理解してもらうためには …………………………………………………………18
❻ 提示したプランについての知識・技術があるか ………………………………20
❼ システム構築の必要性 ……………………………………………………………22

第2章　コンサルテーションの準備 ……………………………………………25

❶ コンサルテーションは医院のドアを開けた瞬間から始まる …………………26
❷ 主訴を大切に ………………………………………………………………………30
❸ 主訴に対してのコンサルテーション ……………………………………………32
❹ 治療方針が立てられるか …………………………………………………………34
❺ 思いつきではだめ …………………………………………………………………36
❻ 資料の重要性と治療の優先順序 …………………………………………………38

第3章　1歯・少数歯の治療の場合 …… 41

1. エンドでのコンサルテーション／何を説明し，どう理解を得るのか …… 42
2. 症状ごとの説明 …… 44
3. 支台築造でのコンサルテーション …… 50
4. プロビジョナルレストレーションでのコンサルテーション …… 52
5. 少数歯修復でのコンサルテーション …… 54

第4章　歯周治療の場合 …… 57

1. 歯周治療でのコンサルテーション …… 58
2. 患者さんの役割について …… 60
3. どんな資料が必要か …… 62
4. いつ・どこで・誰が行うのか …… 64
5. 基本治療での情報収集と治療計画 …… 66
6. ケースによる違い …… 68

第5章　インプラント治療の場合 …… 73

1. 複雑な治療計画を理解してもらう …… 74
2. 治療内容とステップに応じた資料の提示 …… 78
3. どのような流れで治療が進むのか …… 82
4. インプラント治療はメインテナンスフリーなのか …… 86

第6章　矯正治療の場合 …… 89

1. 大人の矯正治療への理解 …… 90
2. 資料の準備と治療の流れ …… 94
3. 矯正治療でのコンサルテーション …… 96

あとがき …… 101

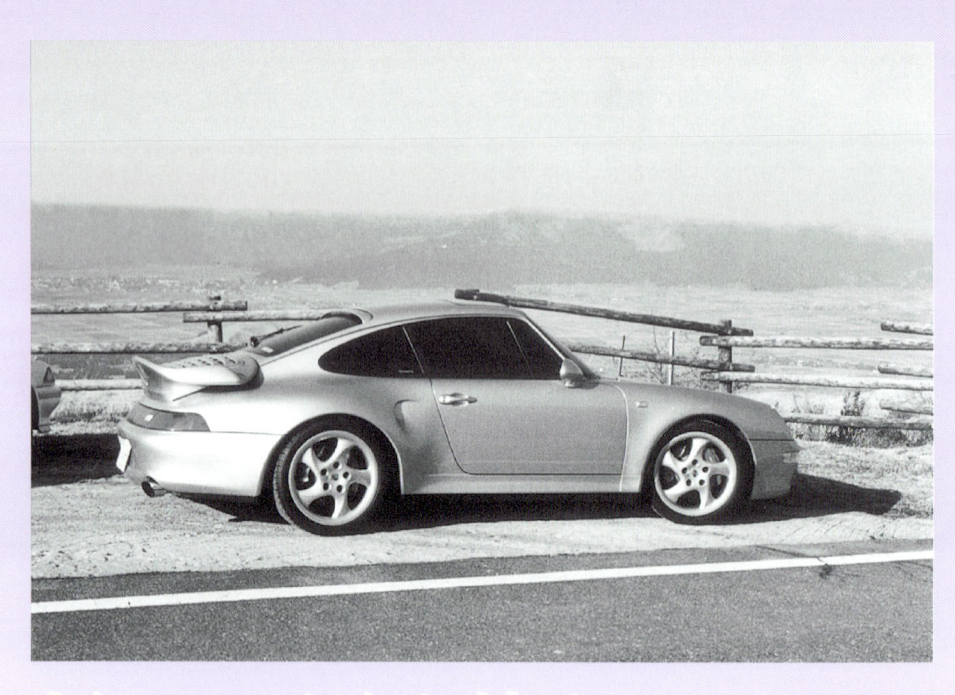

何かにこだわり続けるのは
それだけ心に
エネルギーがある証拠

第1章 コンサルテーションの必要性

　昨今，携帯電話を手にしてメールを見ている姿を見ないことはありません．コミュニケーションの一手段として，メールは必要不可欠なものかもしれませんが，考えてみれば，携帯電話がなかった時代には，人は携帯電話もメールもないことを特に不便には感じなかったような気がします．それが通常の状態だったからです．そのような時代背景のなかで，われわれ歯科医師は，患者さんとどのようにコミュニケーションを獲得していたのでしょうか？

　ついつい現実的手軽さに負けてしまいがちですが，携帯電話やメールなどなしにコミュニケーションをはかっていた時代のことを思い出してみると，あれはあれでなかなかよい時代だったのではないかと思うのです．その当時の気持で，まず患者さんに接することから始めてください．

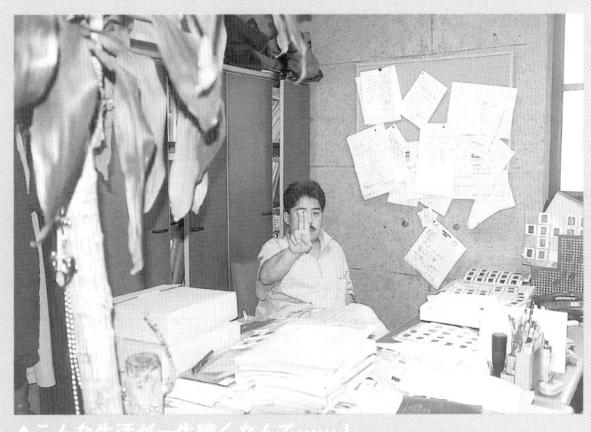

▲こんな生活が一生続くなんて……！

1 なぜコンサルテーションを行うのか

▍説明することが医療者の責務

　われわれ歯科医師は，治療するにあたり患者さんにその内容のすべてについて説明しなければなりません．それは，義務づけられていることでもありますが，一般な社会常識から考えても当然なことなのです．

　著者も少しは経験したかつての歯科バブル時代には，押し寄せてくる患者さんに「虫歯を削って型をとります」あるいは「神経をとって，冠をかぶせます」また「もたないから，抜きます」といった程度の説明で治療をしていました．そうしなければ，1日の限られた時間内に患者さんをさばく（この言葉も歯科バブル用語ですが……）ことができなかったからです．それでも毎日たくさんの患者さんが来院していました．いま考えると，歯科医師にとっては，二度と訪れることのない最高の時代だったのでしょう．その後，歯科大学の増設に伴い歯科医院も急激に増加していき，患者さんも分散化されたため，差別化をはかるための一手段として「説明すること」が広がってきたとも考えられます．

　また，当たり前のことですが，自身が治療される立場になれば，生体の一部である組織を，「治療」という妥当性はありながら傷つけられるわけですから，何も説明なしの施術では納得がいかないでしょう．また，診療報酬制度に「患者さんから見てわかりやすい医療の実現という視点から歯科医療の充実」をと定められているように，患者さんに説明することが義務づけられてもいます．

　そこで現状では，たとえ患者さんとのコミュニケーションがしっかり確立できているとしても，治療に対する説明を全くしていない，あるいは不十分では，患者さんは，遅かれ早かれその歯科医院から離れていくことでしょう．

▍自分が信ずる治療をしたい

　診療報酬制度においては，治療内容，処置する時期，期間，使用する材料，補綴物の種類および装着時期，メインテナンス，メインテナンス時の再治療など，ある程度治療内容には制限があり，たとえさまざまなテクニックや材料を用いる知識や手技があっても，自由に処置を施すことはできず，自分が苦労して研鑽し，身につけたこれが最良と信ずる治療を提供することはできないのです．

　一方，自費診療においては，患者さんがOKさえすれば，自らのプロとしての最大の力を発揮して，治療を行うことができます．しかし，そこには余分な金銭的，時間的な負担が伴い，また術者としては精一杯の努力を傾けたとしても，100％の成功は保証できないので，患者さんには，治療内容について十分に説明し，さらに治療を施すために必要な材料やテクニックのメリットやデメリットについても納得していただかなければなりません．つまり，自分が信ず

る治療をするには，コンサルテーションが必要不可欠となるわけです．

　筆者は，30代前半に先輩の導きで米国西海岸の大学（UCLA）でペリオとインプラントのレクチャーを受けるチャンスを与えられました．そこで約10日間，講義と実習と少しのバカンスで，すっかり「米国人」になり，帰国したのです．

　米国で学んできた治療テクニックや材料を用いて治療を施したくて施したくて，むずむずしていました．しかしさすがに患者さんに黙ってそうした治療をするわけにもいかず，その内容やメリットを説明するようになったことがコンサルテーションに取り組みだした一要因であったように思います．そして，それを繰り返し，またそれなりの結果が出てくれば，さらに学んできたものを提供したいがために，また患者さんに説明して応用していく……．つまり自分が信ずる治療をしたいなら，この繰り返しが必要であると考えています．

コンサルテーションとは患者さんと術者の一致点を見つける作業

　筆者は，かつて勘違いをしていたことがあります．それは「先生にすべてお任せします」という言葉の意味です．その当時の筆者は，「先生にお任せします」という患者さんの言葉を，「自費診療で，術者の思うとおりに治療をしてよいのだ」と解釈していました．また，そのような患者さんが多く存在していたことからも，「一所懸命患者さんのために治療をすれば，患者さんも理解してくれて，こちらにすべて任せてくれるのだ」と考え，説明らしい説明もせず，「よい仕事」をすることに血道をあげていました．任せてくれたのだから，よい治療をすれば，患者さんはついてきてくれる，大丈夫と思い違いをしていたのです．

　歯科医師としては，このような患者さんは，説明もする時間も手間も省け，ストレスなくすぐに治療に入ることができるため，「よい患者さん」と思いがちです．しかし，「先生にすべてお任せします」というのは，ご自身で病気を治そうという思いや考えがないために，歯科医院サイドに完全に頼っているということなのです．そして，治療を始めてみると，必ずと言ってよいほどこうした患者さんは，「そのような治療をするとは聞いていない」「私が思っていたのとは違う」などといった「嫌み」や「苦情」を言うのです．もちろん，十分な説明を施していないのだから，「聞いていない」のは当たり前なのですが，こちらは「任せるって言ったじゃないか」とは言えず，言葉を濁していくため，患者さんとの関係がギクシャクしがちになります．

　つまり，治療を開始する前に，患者さんの治療に対する希望を十分に聞き出しておく必要があるのです．そして，その希望をできるかぎりかなえながらも，その限界は存在するため，そのことを理解してもらい，お互いに納得できる一致点を見つけるための作業がコンサルテーションであると考えています．

② 医療者としての原則と自分のスタイル

知識と技術と経験の積み重ねから自分の目指す治療像が見えてくる

筆者が院内研修で常に言っていることがあります．それは，「自分の身内を治療している気持で患者さんに接すること」，あるいは「自分が治療してもらうなら，どのような治療をしてほしいかを考えて治療せよ」ということです．「保険治療だから」と責任回避して，手を抜く治療を繰り返している歯科医師がいたとして，その人は自費の患者さんにしっかりした治療ができるのでしょうか？

経験の少ないうちは，許される範囲で自らの全力で頑張ることが必要です．あまり張り切りすぎて，患者さんに迷惑をかけない配慮が必要ですが……．

熱意が技術の不足をカバーして，良好な関係が生まれるというのは，よくあることです．経験させていただけることに感謝しながら，謙虚に治療をさせていただくなかで，技術も向上するのですが，その根本に，ごまかしのない「最良」を追い求める姿勢がないと，単なる実験になってしまいます．そして，患者さんにもそのことが伝わって，必ずと言ってよいほど，「しっぺ返し」が訪れ，治療に行き詰まってしまいます．これは，程度の差はあれ，誰しもがそうした経験をしているので，失敗をしないとわからないことではあるのですが，経験者が言うことだから，まちがいはありません！

筆者は，臨床研修に取り組む姿勢として，以下が必要と考えています．

① 自分の目指す歯科医療像，歯科医師像を確立する．
② 旺盛なチャレンジ精神をもつ．
③ 「患者さんのため」を第一信条とし，患者さんとともに悩みながら，治療にあたる．
④ 診療を向上させる研修のためには，自己犠牲もいとわない．
⑤ 基本的な学術的知識の復習と，それを臨床に活かす練習を怠らない．
⑥ 基本的な技術を習得する．

なかでも，③，⑤，⑥は，つまり臨床力であり，筆者はこれら3項目を獲得するために，「研修会オタク」と言われてもしかたないほどある時期にはさまざまな講演会やコースを受講していました．

そこで感じたことは，研修会を開催するような講師は，歯科医師としての人間性もさることながら，歯科医療に対して何か特別なコンセプトをもっているようだということです．年季の入った講習会オタクとなっていた筆者は，そのコンセプトを自分なりに判断して，共感できるようなものであれば自分の臨床に取り入れるという選別をするようになりました．取り入れると決めた知識・技術は，受講後さらに検討・確認し，必ずあくる月曜日に即，なんらかの形で日常臨床に組み込むよう心がけました．

これを継続的に行うには努力が必要ですが，研修会での受講を意味あるものにするためには，最も効果的なやり方だと考えています．そして，この繰り返しが日常臨床のレベルアップにつながり，また学んだことが確実に身につくことにつながると考えています．加えて，さまざまなことを教えていただいた講師の方々に対しても，それが礼儀であり，その先生方に少しでも追いつき追い越すことが恩返しとなるとも考えています．

　ところで，研修会について筆者にとっての利点をもう一つ……．元来が怠け者である筆者にとって，その日のメインテーマとなっている知識・技術を口頭で教えていただくことで時間・労力が省けることも魅力でしたが，それから広がる知識，さらに勉強しなければならないことや勉強してみたい分野がわかるということです．そして，新しい分野についての勉強のための時間と労力が増大するものの，研修に没頭せざるをえない状態に自らをおくという利点です．

　このようなことを繰り返して，臨床応用していくことの積み重ねから，自分の目指す治療像が見えてくると考えています．

　若く未熟なうちは，体力のかぎりを尽くして，努力すべきです．

当院のコンセプト

　当院のコンセプトは，「どのような主訴で来院されても，最後まで責任をもって治療する」という方針のもと，「地域のコア的存在となる」ことです．

　患者さんに十分に説明することに重点をおき，患医双方納得の治療を目指して，いままでに研鑽してきた心技のすべてを注ぎ，日常臨床で患者さんに提供できる最高のレベルで治療を行うことです．そして，患者さんと信頼できる人間関係をつくること，またスタッフに専門性をもたせることで，プロとしての意識が高まり，安心して仕事を任せることができるようになり，チームとして対応することです．

　しかし，完璧な治療を行うことを目指してはいますが，現実は甘くなく，長期経過症例においては再治療が必要になることも少なくありません．そうした場合には，いままでの経過，対処方法とその予後を率直に説明して，現在のもてる力を精一杯提供することで対応しています．

　少し小銭を稼ぐようになると，「俺が一番」であるかのように錯覚しがちなのですが，世の中には「上」には「上」のあることを決して忘れてはならないのです．つまり，つねに自身の立場を客観的に評価し，悪いところはその原因を追求して徹底的に改善していこうとする姿勢をもち続けることが，人格を育み，そして臨床家としても成育し続けて，歯科医療を楽しむことができるのだと思っているのですが……．

3 コミュニケーション成立の要件／聴く・話す

誰も説明なしで高価な買い物などしない

　前述したように自分の提供したい診療と患者さんの希望との一致点を見つけることがコンサルテーションであると考えています．そのため当院では，コンサルテーションに時間・手間を注ぎ込んでいます．

　「コンサルテーション」を辞書で調べてみると，「相談．協議．専門家の診断や鑑定を受けること」とあります．われわれ歯科医師は，保険診療あるいは自費治療にかかわらず，患者さんを治療するにあたり，その内容について説明することが，現在は必須のこととされています．自費診療において当たり前のように実施しているコンサルテーションであるのに，「保険診療だから……」「点数がないから……」「時間がないから……」というような言い訳のもとに，保険診療では，軽視されがちなのではないでしょうか？

　私の趣味の一つに「バイク」があります．国産バイクではなくイタリアンバイクが好きです．ある日，とあるバイクショップに，新しいバイクを購入してもよいかなぁと思いつつ訪れたとしましょう．ショップの店員は「イタリアン好き」をキャッチして，あれこれ説明し，購入を勧めることでしょう．そこで私は，何一つ質問もせずに，高価なバイクをすぐに購入するでしょうか？

　そんなアラブの大富豪的な買い方は誰もしません．ちょっと心惹かれたとしても，いま乗っているバイクの現状評価，査定原因，引き取り価格を聞いたうえで，心惹かれたバイクとの性能の差や，トラブルの起こりそうな部分とそれにかかる費用，メインテナンスの必要性，値引き率などについて，しつこく質問することでしょう．そして疑問点が解決せず納得できなければ，「また来ます」といって帰りますし，十分納得がいっても，その日は買わずにじっくり考えるかもしれません．あるいは，そのバイクに惚れ込んでしまったり，また店員の対応がよかったら，即日「契約，購入」となって，家で怒られるのかもしれません．

まずは聴くことから始まる

　歯科診療についても，バイクショップにおけるイタリアンバイク購入と同様に考えれば理解しやすいと思います．

　つまり，すぐに治療にかかるのではなく，患者さんがどのような悩みを抱え，現在何に一番困っているのか，それをどのように解決してほしいのか，またあまたの歯科医院から当院を受診されたのは何を希望してなのかといったことを聴くところから始めなくてはなりません．

患者さんに問いかけないかぎり，歯科医療に何を望んでいるかは，私たちにはわからないのですから……．このことは大切なので，次項で詳しく述べます．

ここで患医の「かけ違い」があると，あとの関係構築は難しくなることが多いので，「最初」を大事にしたいのです．

黙っていては始まらない

われわれは，とかく「よい治療」を誠心誠意行えば，評価してもらえると思い込みがちです．けれども，患者さんは，そうは思っていません．

医療なので，バイクのセールスと同じではありませんが，相手が何を求めているのかを問いかけ，耳を傾け，こちらの提供できることを知らせ，そのやりとりのなかで双方が満足できるポイントを見つけだすには，売り手の側から積極的に働きかけ，知識と技術を伝えて見せなければならないというのは，どんなジャンルであれ，仕事の根本ルールでしょう．いままでそれなしに歯科医療を行えたということのほうが，例外だったのだと銘記すべきです．

そうした視点に立って，積極的に聴き，説明することが，歯科医療への信頼を深め，また患医双方にとって望ましい，妥協のない診療が行えることにつながり，また経済的にも好ましい方向へ導くものと確信しています．

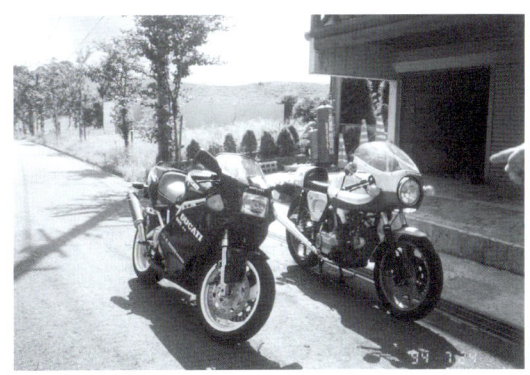

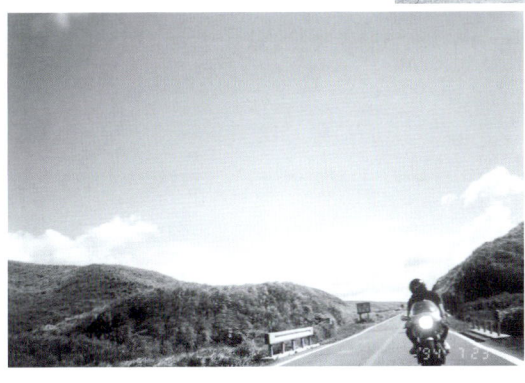

歯科治療には「こだわり」が必要であり，バイクにもこだわっています．

4 患者さんの希望を聴くための環境整備と信頼性の構築

■「聴く」ための環境の整備

　患者さんと歯科医院側との十分なコミュニケーションを構築してこそ,最善・最良の治療が行え,またその後も長くメインテナンスというお付き合いができると考えています.

　私たちは,まずは「現状と治療方針の説明」と思ってしまいがちですが,それをきちんと行えば患者さんとの信頼関係ができるというものではありません.信頼を築くことの第一歩は,前述したように「あなたの悩みや希望をしっかりお聴きします」という姿勢を,医院としてしっかり示すところにあるのです.

　患者さんの性格,来院動機は十人十色です.自分から積極的に話してくれる人ばかりとはかぎりません.まずは,患者さんに「話してもらうこと」,そしてそれを積極的に聴くことが,コミュニケーション確立の原則です.そのためには,患者さんが話しやすい環境づくりから始めなければなりません.

　当院でも,かつては患者さんを立たせたままの状態で予診表の記入,予約カードの提出,治療費の支払い,次回の予約などをしていただいていました.けれども,これでは患者さんの思いを聴ける環境とは言えません.リラックスした状態で,他人の耳を意識せずに話していただける場づくりが必要なのです.

　あくまでも理想論ですが,受付については,椅子に座って手続きができ,また他の患者さんとの距離を十分とれるスペースを確保し,会話が他の方に筒抜けにならない程度のBGMも必要です.診療室は,オープンスペースではなく,個室で,説明のためのOA機器を設置し,さらに正面に向かい合わない位置関係が確保できるような設定が望まれます.

■ 親近感をもってもらうには／信頼性構築の第一歩

　良好な関係をいち早く構築するには,初診時の対応が大切です.

　遠回りと思うかもしれませんが,患者さんの住所や職場の所在地,来院に要する時間,来院可能な時間帯,ご家族に来院されている人がいるのか,紹介で来院されたのか,誰かの評価を聞いて来てくださったのかというようなことをしっかりお聞きし,そこから知人,なじみの地域などが明らかになれば,受付も声をかけやすくなりますし,誰を担当歯科衛生士とするかも決めやすく,親近感が生まれやすくなります.また,あまたの歯科医院のなかから,なぜ当院を選択してくださったのかも,初診時にできるだけお聞きします.

　当院では,こうした患者さんの状況をふまえて,可能な範囲で,その地域あるいは近隣に住居があるとか,紹介してくださった方を担当している歯科衛生士を担当として,共通の話題からコミュニケートできるように努めています.

そうすることで，無理なく話題を見つけることができるので，会話も弾み，歯科医院サイドの情報提供も受け入れやすくなると思ってのことです．

メインは歯科衛生士となることが多いのですが，受付でも歯科技工士でも勤務医でも，誰かが「馴じみやすさ」「親近感」を感じてもらえる存在となれれば，それをまず端緒として，患者さんとの信頼関係をより強化していくための取り組みがしやすくなるのです．

また，こうした背景は，朝礼や終礼を通して，また歯科衛生士用のサブカルテなどに記載して，勤務医をはじめとする全スタッフが情報を共有し，次回来院日や，担当の休暇などで一時的に他のスタッフが診る場合にも，親しみある対応ができるようにしています．

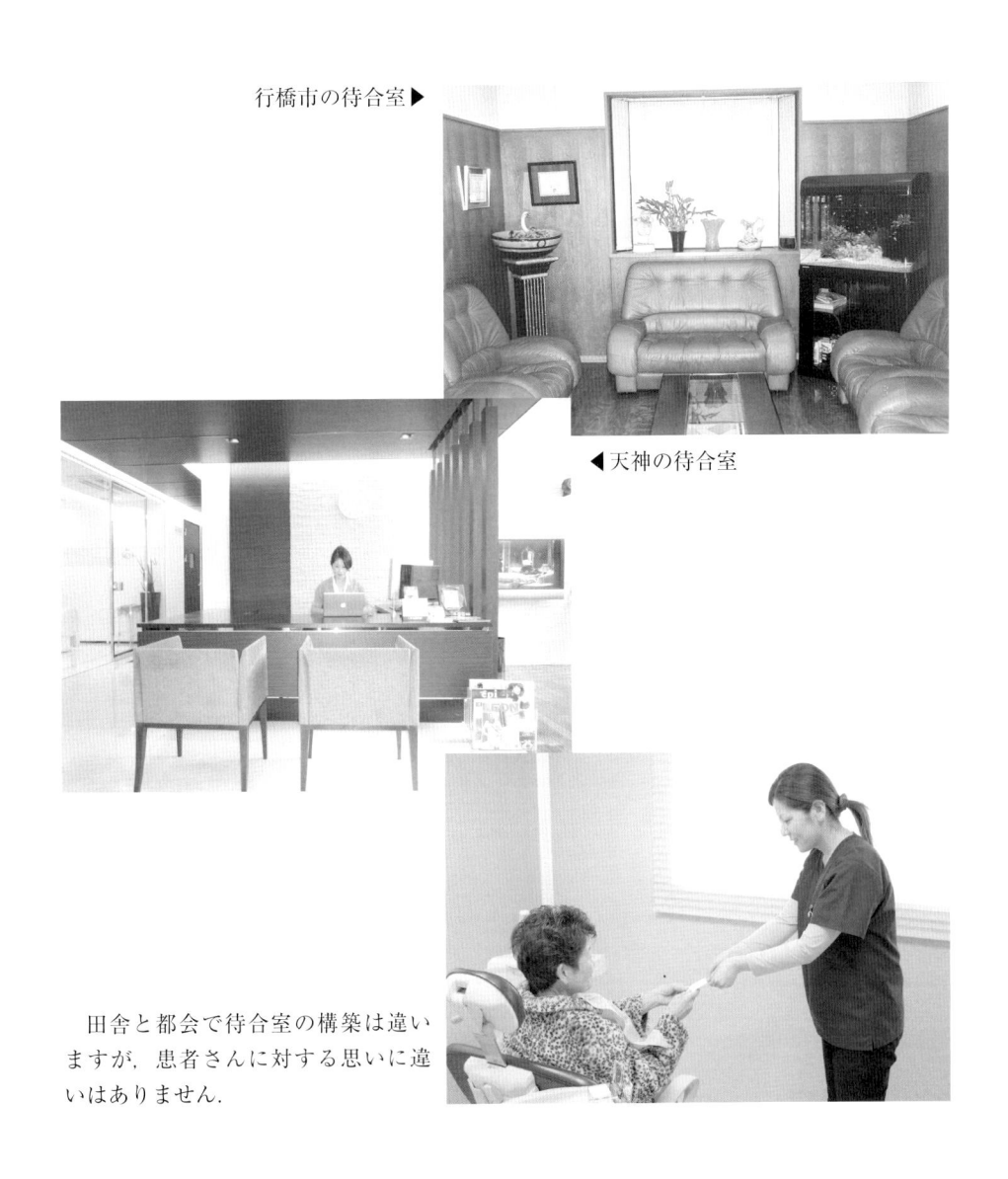

行橋市の待合室▶

◀天神の待合室

田舎と都会で待合室の構築は違いますが，患者さんに対する思いに違いはありません．

5 理解してもらうためには

伝わることが大事

コンサルテーションを行うには，一般社会常識と歯科知識の両方が必要です．耳を傾けていただくには前者が，そして歯科知識については，患者さんが理解しやすいように難しい歯科用語を用いずに順序立てて話せなくてはなりません．

そのためには，われわれは日々進化している歯科学や歯科医療に遅れることなく，常に研鑽することが必要です．また，歯科以外の分野にもアンテナを張り，歯科音痴にならないように広く知識を吸収しなければならないと考えています．

ところが，当院の若い勤務医のコンサルテーションを聞いていると，一度に多くの情報を与えようとして，早口で，かつ専門用語が多く，患者さんが理解しているかどうかも確認しないまま，一方的に話を進めています．

説明が終わったあと，理解できたかどうかを私が確認してみると，案の定ほとんど伝わっておらず，コンサルテーションというよりは，むしろ患者さんに対して歯科用語を用いた「説教」ではないかと感ずることもしばしばです．

プロフェッションとして自信をもって

私たちは，歯科治療のプロフェッションです．もちろん歯科衛生士，歯科技工士，受付，歯科助手もみんなその道のプロなのですから，自信をもって患者さんと話ができなければなりません．

しかし，当院に勤務したての若手歯科医師たちを見ると，自信なさそうに患者さんと話している場面によく遭遇します．そんなとき筆者は，「患者さんは，あなたを一人前の歯科医師として見ているのだから，たとえ臨床が不出来でも（少し言いすぎ？），そんなことはわからないのだから（実際は患者さんは敏感に感じるのですが……），自信をもって話せ！」と喝をいれます．また，「そうしないと，大半が年上の患者さんであるため，なめられるやろ！」とも言って励まします．なぜなら，伝達する言葉が曖昧で，不安定な言葉で話をすることは，患者さんに不安を与えるからです．

しかし前述の「喝」の本当の意味は，老若男女関係なく，歯科医師という専門家としての立場からの考えを，素直に，わかりやすい言葉で，自信をもって話すことが責務であり，真のプロであると考えているからこそ言うのです．

理解を助けるツール

　現在は，保険診療，自費診療いずれの場合も，すべての治療内容について「説明」しなければならないし，説明する義務がありますが，特に，自費診療を勧める場合は，より積極的に説明をしなくては受け入れてもらえませんし，また十分な知識に基づいて術式のトレーニングを積んでいなければ，自費診療を勧める自信も生まれないでしょう．

　まず説明すべきことは，主訴の部位を含めて，現在の口腔内全体の状況であり，それが正常像とどのような違いがあるかを理解してもらうことです．これを理解，納得していただけなければ，治療を始めることはできません．

　そして，耳からの情報は意外に伝わっていないものです．機会をみつけて繰り返し情報提供をする，説明したことを書面で渡すといったことに努めなければなりません．

　また，説明には視覚触覚に訴えるツールを取り入れると，理解してもらいやすいのです．視覚情報としては，何より患者さん自身の資料である各種X線像や口腔内写真，模型，歯周病検査の結果を示すチャートなどが有効です．そして，患者さん向けの本，その治療に関連する模型も理解を助けます．

　また近来は，コンピュータシミュレーションも利用できます．そのなかに手書きの説明を付加することにより，より理解しやすい状況になることでしょう．そして，それをプリントして渡すことで，患者さんが再度確認することができれば，理解が深まるものです．

　これらのことをすべての患者さんのすべての処置を施す部位にすることは，忍耐力が必要であるとともに，システム化が必要になります．

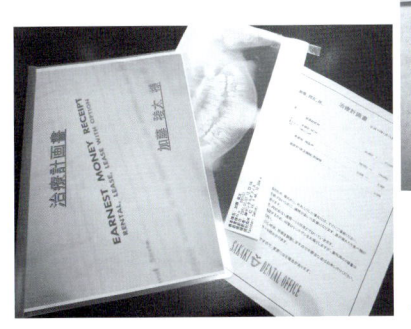

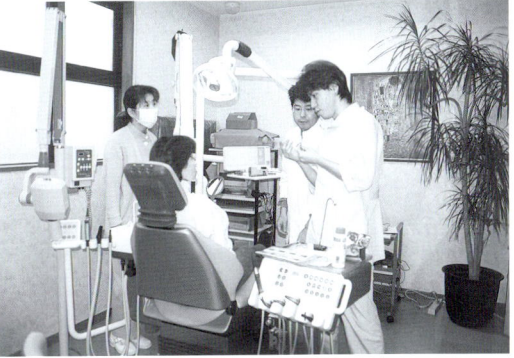

どのスタッフでも，同じように説明できるためには，資料の整備とトレーニングが必要です．

⑥ 提示したプランについての知識・技術があるか

▌昨今患者事情／侮ることなかれ

　われわれ医療従事者は，まずは確かな知識に基づいて，治療方針や治療計画を提示しなくてはなりません．患者さんが十分に理解して納得するだけの知識をもっていなくてはならないということです．これは当たり前なことで，何を言っているのかと思われるかもしれません．われわれは専門家であるがゆえに，患者さんという素人に比べると，はるかに知識があるのは当然だと……．

　しかし，現在のような情報化社会では，新聞や雑誌，そしてインターネットであらゆる歯科治療の情報が得られますし，歯科外科手術の動画さえも見ることができます．治療内容について，患者さんは事前に十分に調べておくことも可能なのです．そうした患者さんに，いい加減な説明をしたとしたら，たちまち不信を喚起し，信頼関係を損なうことになります．そして，説明した方針や術式と結果が食いちがっていたとしたら，信頼を失うと考えなければなりません．

　また，提示した治療計画に従って治療を行うのですが，治療計画はあくまでも計画ですから，計画どおりにいかないことも大いにありえます．そのときの対応策についても，事前にお話し，記録としても残しておくことが，トラブル防止の面で大切です．

　その患者さんの治療計画の内容に関して，知識を新たにしたり再確認するための必要な資料の準備や，同様な症例を探しその経過などについて整理しておくといったことを繰り返すことで，コンサルテーションの内容が充実し，また準備が丹念になされることで，自信をもって行えるようになります．

　若い歯科医師も，入念に同様なことを繰り返すことで，コンサルテーションがうまくできるようになると考えています．自分自身ができないことをスタッフに求めても，うまくいくわけはありません．

▌技術がなければ始まらない

　さらに，いかにうまく患者さんに理解，納得していただいたとしても，説明した内容が実践できないとしたら，「だまし」にしかなりません．逆に言えば，行える技術がないから，うまく言葉で表現できないのかもしれません．習熟していれば，そのことの長所や短所，施術時の内容などは，相手に合わせて，どのようにも説明できると思うのです．

　歯科医師は，ある意味，職人です．いくら知的にすぐれていても，施術できなければ，いくら高度な処置の説明をしても意味がありません．まずは日々練習して，技術を磨き，自分の技量を幅，深さとも広げていかなくてはなりません．

患者さんは決して愚かではありません．一度は，言葉に乗せられて高い治療費も払ってくださることでしょう．しかし，歯科治療に完璧な永続性は望めません．どんなに完璧な治療をしても，時間の経過とともになんらかの問題は生じます．十分な納得が得られていないと，早期にトラブルが発生して再治療が必要となった場合には，「こんなにすぐに悪くなるなら，次は，保険でお願いします」と必ず言いますし，黙って転院してしまうこともあります．

　ほとんどの歯科医師は，開業した地域で歯科医師人生が終わるまで生活していくため，患者さんとの長いお付き合いをすることになるはずです．地域で信頼される歯科医院を目指すうえでも，ある時期は家庭を顧みないで！，日々，技術の研鑽に励むことが必須です．歯科医師を「歯科技術医者」と表現してもよいかもしれません．毎日，これで十分だと納得することなく，もっと時間をかけないで，もっと綺麗にできるのではないかなどという，いつも謙虚な気持をもち続けないと，技術の向上は望めないと考えています．

　もっとも，技術に自信があっても，歯科医師はなぜか自身のアピールが苦手なように感じます．自分の技術がすぐれたものであっても，それを積極的にアピールすることに抵抗を感ずるようです．美学として，自然に評判が高まることを望んでいるというのが，多くの歯科医師と接していての感想です．

　自分自身でアピールするのが面映ゆいのなら，スタッフにしてもらったらどうでしょう．「院長は素晴らしい歯科医師である」と……．そのくらいは言ってもらってもよいと思えるような自負心があればですが……．

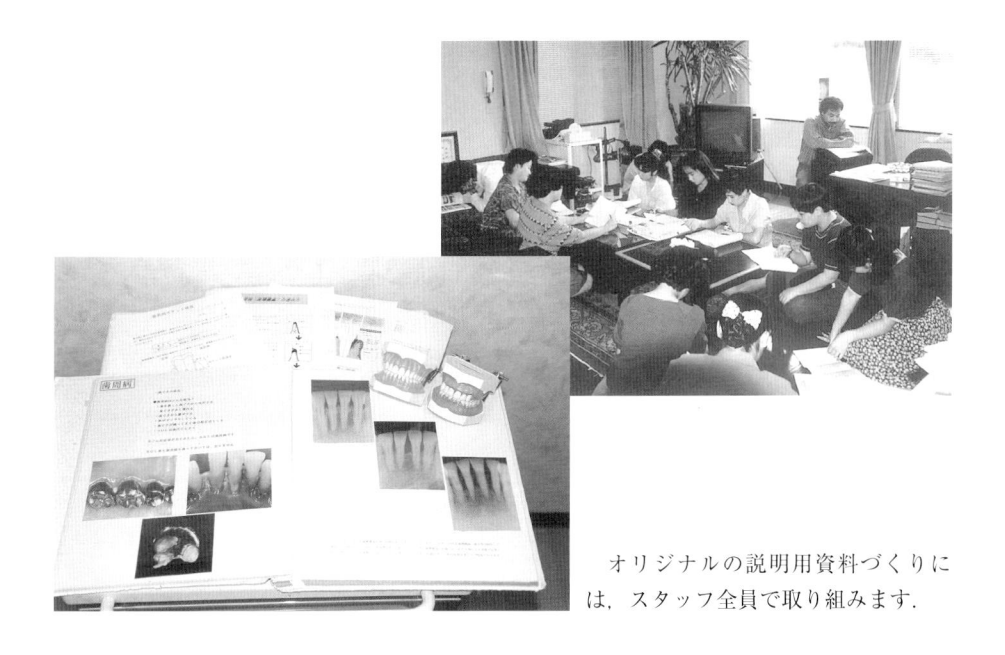

オリジナルの説明用資料づくりには，スタッフ全員で取り組みます．

7　システム構築の必要性

治療の目標と流れの標準化

　臨床を振り返ると，再治療の繰り返しで，そのたびに落ち込んでしまいがちです．理想と現実とのギャップの大きさのために，診療内容の向上に興味が向かなくなる時期もあります．しかし，やがてそれを糧とし，自身の再治療症例や予後不安な処置歯の原因を追及していくことで，新たな前進を求めていくようになります．そして，少しずつ結果が残せるようになると，さらに向上心が湧き，それが日常臨床の活力ともなります．

　つまり治療の目標は，「1歯の基本武装こそフルマウスの最大の武器」であるということです．したがって，卒業直後の20歳代のころは，ただひたすらに山道を登る時期で，この年代の若い人は，歯科医療の基本技術をがむしゃらに習得するべきです．

　そこでの目標は，
　① 根の治療をしっかり行う，
　② 歯肉をピカピカにする，
　③ 冠をきっちり合わせる，
　④ 患者さんと長いお付き合いができるように努める，
といったことであり，ひたすら基本技術の習得に努力すべきです．

　この当たり前とも思えることの実践は，実は非常に難しいことなのですが，まず1歯単位での完璧を求めて必死に取り組むべきです．

　若いころの研修会オタクであった筆者は，講習会に参加して新たな治療法を仕入れ，技術はさておき，とりあえず模倣してみるという現状から始めました．その次の段階では，自分自身のレベルアップのために，原因の追求に努めました．これは，北九州歯学研究会の故　山内　厚先生に教えていただいた「問題の歯が，予後不安と考えられるような状態になった原因の把握がまずなされなくてはならない．そのうえで，病変に対する的確な処置，つまり病態の改善へのアプローチを行うことが筋道であろう」に教えられてのことです．

　そして「総合と分析」です．「総合」とは個々別々のものを一つに合わせまとめることであり，その反意語は「分析」です．「分析」とは，物事をいくつかの要素に分け，その要素・成分・構成などを細かい点まではっきりさせることです．

　筆者は，歯科医療の総合力とは分析力でもあると考えています．つまり，1歯1歯の基本武装ができなければ，「総合力」は生まれないと考えているからです．

資料の収集／どんなものをそろえるか

当院では，全顎的な治療を希望する患者さんが大半を占めるため，初診時に急性症状が存在しなければ，時間の許すかぎり，できるだけ多くの資料を収集するように心がけています．このことは，企業戦略の一つと考えています．

予約なしで来院した患者さんの場合，ほとんどの予約制の歯科医院では，予約患者さんの合間に処置を施すか，簡単な診査と処方のみで予約を取りなおすことになるのではないかと思います．

けれども筆者は，一期一会という言葉があるように，患者さんとの最初の出会いを最重要と考えていますから，できるかぎり初診時に資料を収集しながら，患者さん自身の情報も収集するようにしています．そうすることで，患者さんには，他の医院とは対応が違うということを示すこともできます．

すると，当然のことですが本来の予約が崩れてしまい，スタッフにいつも怒られています．しかし，スタッフもその大切さを感じてくれているためか，ブツブツ言いながらも最終的には資料の収集を手伝ってくれます．そして，急性症状が存在する患者さんにおいては，その原因歯に関与しない部分についても可能なかぎりの資料を収集し，症状改善後にすべてがそろうように努めています．

主訴以外に処置が必要であるにもかかわらず，それらを望まない人への対応は，主訴の説明後に「他の部位においても，主訴と同様な病態が存在するかもしれない，あるいは他の病態が存在するかもしれない」ことを伝えて，「治療はともかく，全顎的に検査だけはしませんか？」と言って，資料の収集をします．

もちろん，患者さんの同意を得てのことですが，その結果，口腔内に症状が存在すれば，「全体を診査した結果，こうした不都合があることがわかりました．悪いところは徹底的に治しましょうか？」という思いやりあふれる？言葉を投げかければ，「主訴だけでよいです」という患者さんはほとんどいません．

全顎的な資料を収集した後，当院ではその患者さん専用の治療計画書を作成して，同様な治療過程の症例を示し，自分が治療によってどう変化するかをイメージしていただきやすいように説明します．

検査をして，治療の必要なことを知らせることは，医師として当然のことだと思いませんか？

それぞれのプロフェッションであることを目指しています．

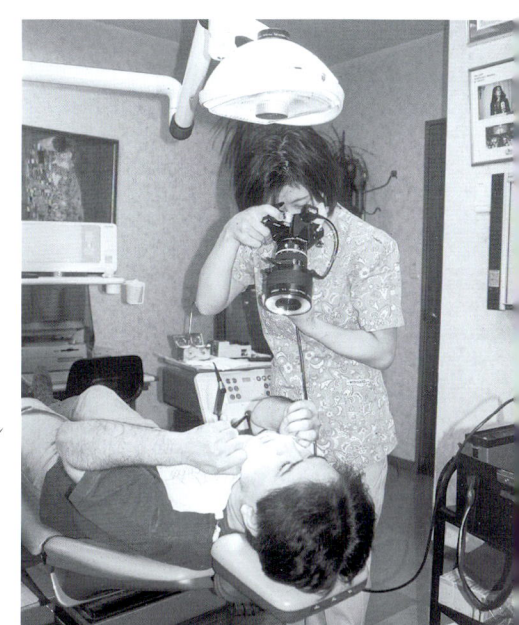

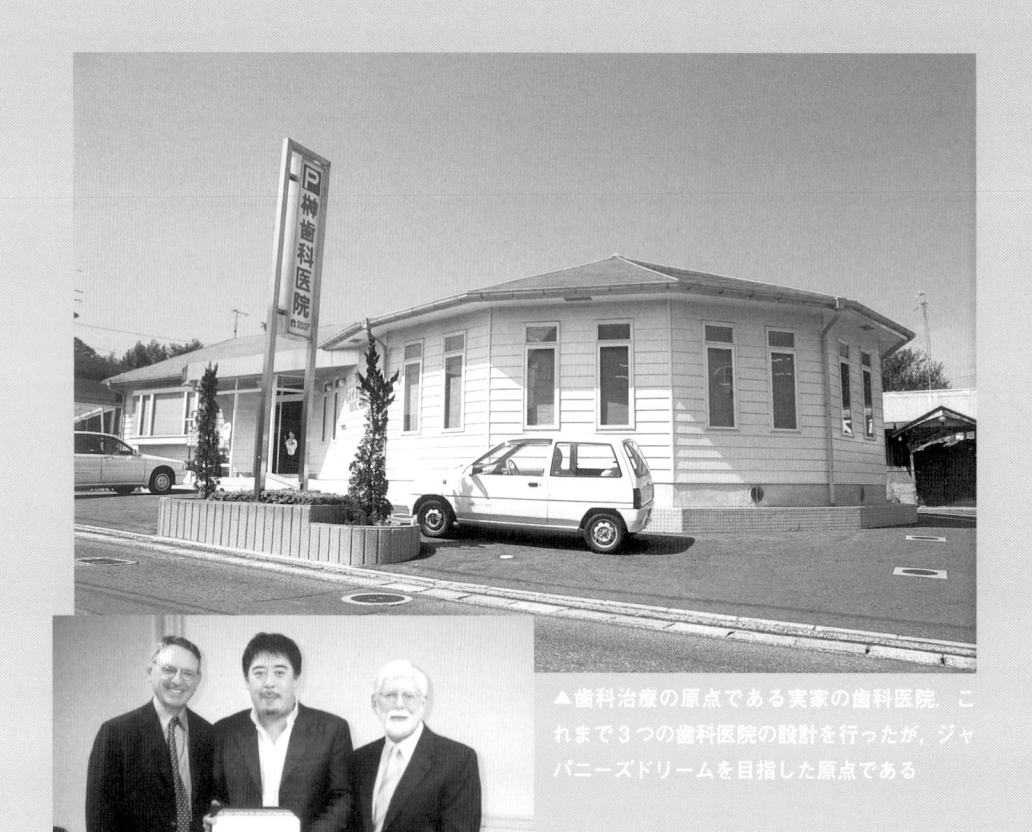

▲歯科治療の原点である実家の歯科医院．これまで3つの歯科医院の設計を行ったが，ジャパニーズドリームを目指した原点である

◀まずアメリカンドリームを体験したことが，1つの原点

人の感性と手で
最上級の快適性を仕上げていく

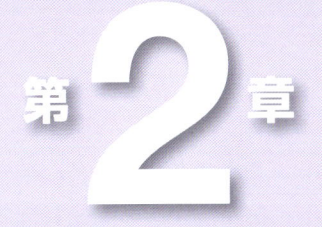

第2章 コンサルテーションの準備

　患者さんにコンサルテーションを行うとき，われわれは何を考えなければならないのでしょうか？

　もちろん，専門的な知識を豊かにしなければならないことは言うまでもありません．今日の情報化社会では，患者さんから，思いもかけないことがらについて質問を受けることもあり，意表を突かれるといったこともよくあるのです．また，専門的な知識があればよいというものでもありません．専門用語をやさしく言い換える，治療の内容をわかりやすく説明できるといった「専門性」に関する巧みさだけでは不足なのです．筆者は，年老いた現在においては「歯科医師の常識は，世間では非常識であった」と反省しています．

　挨拶や言葉遣い，白衣や頭髪などの清潔さ，傾聴の姿勢，人間の心理への理解，人を説得する方法，マーケティングなど，われわれが最善と考える治療計画に耳を傾けてもらうためには，そういったなかば無意識の領域の「語りかけ」が大きな要素となっているのです．つまり「常識がある」存在になることに意識を向けたいものです．これらも含めた人格形成の努力も必要となるのです．

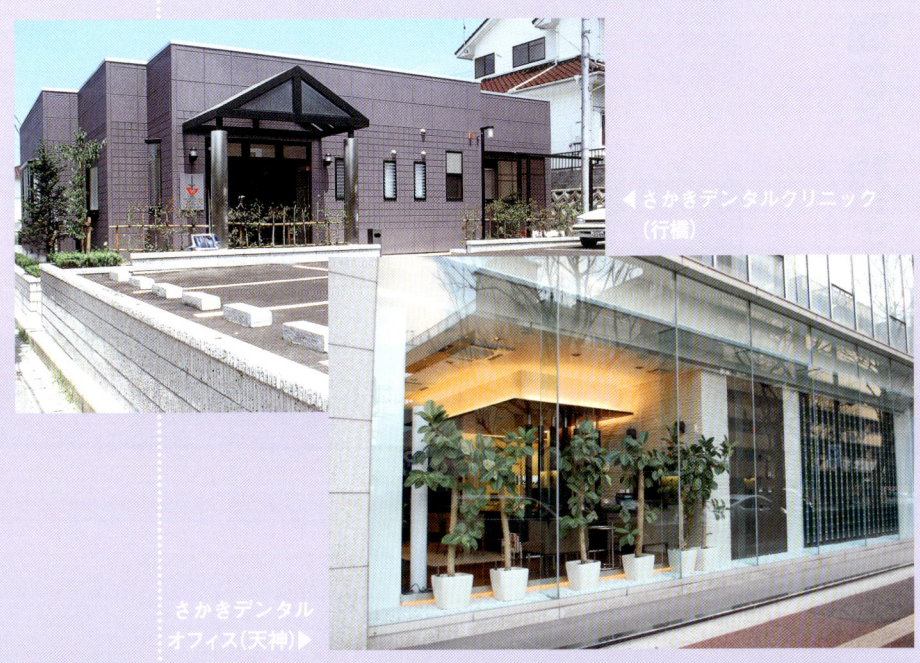

◀さかきデンタルクリニック（行橋）

さかきデンタルオフィス（天神）▶

1 コンサルテーションは医院のドアを開けた瞬間から始まる

医院の建物や看板からコンサルテーションを始める

筆者らは，患者さんが歯科医院の外観を目にしたときから，あるいは歯科医院のドアを開けた瞬間からコンサルテーションが始まっていると考えています．

つまり，どんな医院なのかというメッセージを患者さんに送って，「医院のイメージ」を伝えたいと思うわけです．

そこで，筆者はまず医院の外観を，興味を引く色にしようと考えました．選択にあたってはいろいろと考えましたが，あまのじゃくな性格もあり，歯科医院らしい外観あるいは色にはしないということで，あえて紫を選び，「なんなの，この色の建物は？」という印象をねらいました．看板も同様な発想で，あえて田舎には似つかわしくない小さい文字で，英文表記にしています．

人間の心理として，はじめて訪れる場所に行ったら，まず周囲を見渡し，そこに文字が記入されているプレートを目にすれば，必ず読んでしまうものです．そうした習性を利用することも，暗黙のコンサルテーションの一つと考えています．

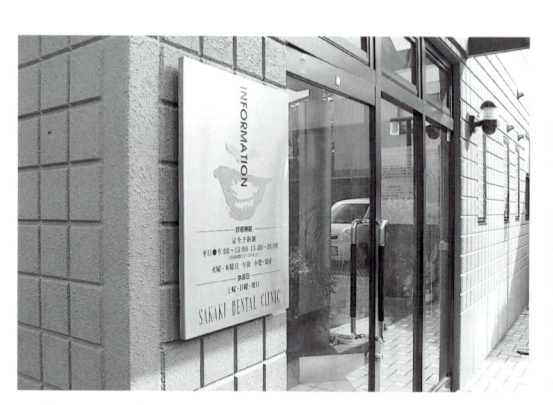

①小さな看板．

さかき デンタル クリニック

現在はハイテク技術を駆使するハイテク医療の時代です．その最先端を当医院では目指しています．

入念な検査と最新の技術により，私たちスタッフは，全体のバランスを考えて，患者さん方の歯を治療させていただきます．そのために，少し時間がかかるのです．ほんの少しの間，辛抱強く我慢してください．

また，治療メニューをいくつか用意しますので，ご自分のスケジュールや経済的な面からもよく考えて選択してください．

そこで，治療時間の完全な予約が必要になります．ご協力をお願いいたします．

【診療内容】
1. ペリオ（歯周病の治療）
2. インプラント（人工歯根）
3. エステティック（きれいな口元・笑顔・歯をつくる）
4. 矯正（歯並びの治療）
5. 小児歯科（乳歯から永久歯までのお口の管理）

ご不明な点は，お気軽に受付までお申し出ください．

KEEP YOUR SMILE !

②待合室に掲げた当院のコンセプト．

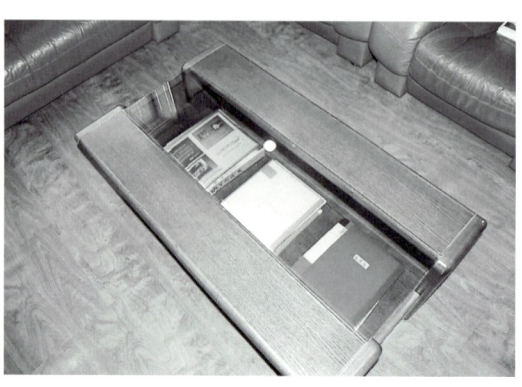

③待合室のテーブル下の治療記録類．

どのようなコンセプトの歯科医院なのかを知らせるための工夫

　まず，われわれの歯科医院が，どのようなコンセプトで，どのような治療を行っているのかを，初めて訪れた患者さんに知っていただく必要がありますが，当院では患者さん自身でこれらのことを読み取っていただくための工夫を施しています．

　その1つ目は，先にも述べたように「さかきデンタルクリニック」という大きな看板を設置しないことです．初めて来院される患者さんのほとんどが，看板がないため「何回も歯科医院の前を通りすごしてやっとみつけました」と玄関のドアを開けて入ってくることになります（❶）．

　2つ目の配慮は，待合室です．靴を脱いで，待ち合い室に入ろうと顔をあげた瞬間に，当医院のコンセプトを提示したボードに目が行き，読んでいただけるようにしてあることです（❷）．

　さらに，待合室のソファーに座った瞬間に目に入るように，ガラステーブルの下に，当院のオリジナルのパンフレットや当院で行ったさまざまな症例の治療経過などの数冊のアルバムなどを配置してあります（❸）．

　そして，4つ目，5つ目は，診療室に入るまでの廊下の壁に飾ってあるさまざまな研修終了証や講演への感謝状（❹）と，明らかに見せびらかすように設置しているCTとその画像です（❺）．

　6つ目は，診療台に座るとすぐ目の前にある40インチモニターと，そこに流しているプレゼンテーション（予診表に記入していただいている治療内容に沿った症例を選択しておく）です（❻）．その視線の先は，チームアプローチを強調するためのスタッフの研修会修了証をこれでもかというほど並べた壁面です．

　7つ目は，歯科衛生士の対応です．まず，挨拶に行きますが，そのときに患者さんにかける言葉は，「すぐに歯科医院の場所がおわかりになりましたか？」，そして「看板を出していませんので，迷われてしまったのですね．申し訳ありませんでした」とおわびいたします．続けて，「院長のコンセプトとして，1日に治療できる人数に限りがありますので，予約なしで突然来院なさる方がこられると，ご予約いただいている患者さんにご迷惑をおかけしてしまいますので，なるべく目立たないよう，歯科医院とわからないようにしております」などとお話しています（❼）．

　このような工夫の成果もあってか，当院では患者さんのほとんどが，「治療方法のご希望は？」という予診票での質問に，「悪いところは全部治したい」と記入してくださっているのです！

患者さんが医院を選ぶ

つまり，ほとんどが，紹介患者さんであることを強調することと，歯科医院は患者さんを選択できませんが，患者さんは歯科医院を選択できますから，選択して来院していただきたいのだというメッセージの伝達です．

したがって，当院のホームページでも，こうした考え方を文章と動画で述べ，画面上で予約ができるようなシステムにしています．

このようなさまざまな仕掛けによって，医院のシステムを知っていただき，その後に続くコンサルテーションをより自然に，患者さんに受け入れていただきやすいようにと努力しています．

あるとき患者さんが，「不思議やもんねえ．床屋と歯医者は遠くても行きつけに行くもんね」とおっしゃいました．

それは何を意味するかというと，立地条件，料金設定，治療完治の早さではなく，歯科医院と患者さんが，治療を交えて経過した時間，会話などにより少しずつ積み上げられてできた信頼関係なのです．

もちろん，交通の便のよい場所，低料金，早い完治に越したことはありません．けれども一番大事なのは，この信頼関係により患者さんの生活の一部，「かかりつけ」の歯科医院になることではないかと筆者は考えています．

地域性を考える

また筆者は，数年前に，田舎の歯科医院とは別に，福岡市で，いわば「都会型」の歯科医院をオープンしました．

福岡市も歯科の激戦地の一つです．この診療室では，田舎の診療室でのコンセプトの「奇抜な外観，親しみやすさ，地域密着」よりも，「洗練，個人志向，より高度な審美性への期待，自費診療主体」といった点を重視しています（p.17，25参照）．

オフィスビルの1階にある医院は，交通量の多い道路沿いに面し，ガラス張りの中に，ホテルのロビーを感じさせる待合室と受付を設置しています．このガラス張りの外から見える大型テレビで，サッカーのワールドカップの試合などをリアルタイムで流していると，歩道を歩く人，信号待ちの人が，立ち止まってテレビを見るという光景もめずらしくありません．

このような雰囲気で，患者さんを受け入れようと考えました．また，立ちどまってテレビを見ている人たち，通り過ぎていく人たちにも，「ここは何？」と興味をもたせるという筆者の「仕掛け」でもあるのです．

●当院の7つの工夫

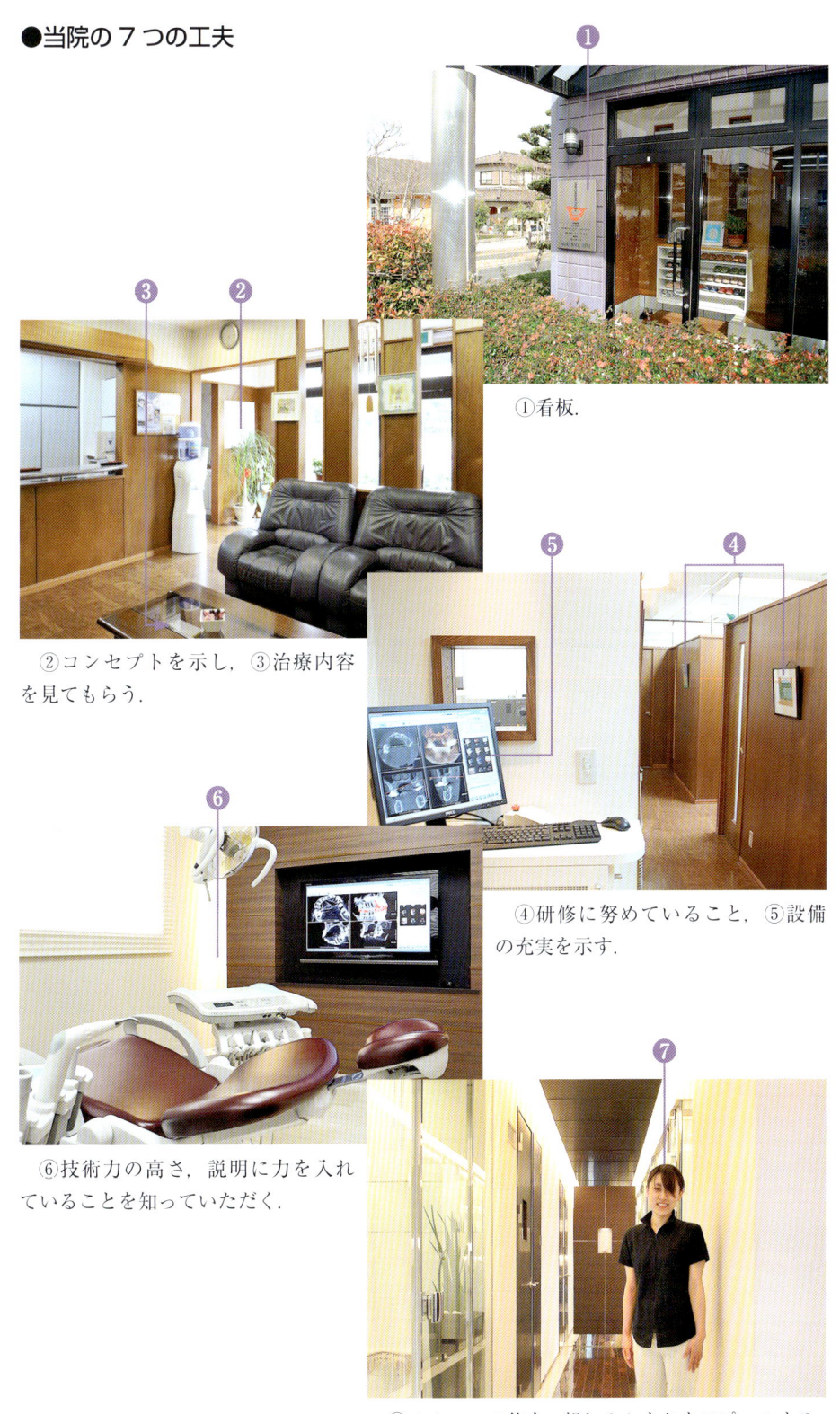

①看板．

②コンセプトを示し，③治療内容を見てもらう．

④研修に努めていること，⑤設備の充実を示す．

⑥技術力の高さ，説明に力を入れていることを知っていただく．

⑦スタッフの能力，親しみやすさをアピールする．

2 主訴を大切に

まずはしっかりと主訴に対応する

　ここでは，実際にコンサルテーションを始めるにあたり，どのようなことを考慮して行っているのかを示してみたいと思います．

　患者さんとの信頼関係を確立するためには，まずは主訴の早期解決が一番大切です．主訴を解決することなく，または主訴のコンサルテーションがうまくいっていない状態で，さまざまなテクニックを駆使してコンサルテーションを行っても，大半は失敗に終わるでしょう．

　患者さんの多くは，初診時から全顎的な治療を希望して来院されるわけではありません．たとえばカリエスを主訴に来院された患者さんの場合は，カリエス治療を望んで来院されているのですから，そのことをおろそかにして，欠損部のインプラント治療の必要性を説明したとしたら，「金儲け歯医者だ！」と思われる確立が高く，いくら誠意があっても，「主訴のみの治療でお願いします」と言われてしまうのです．

　いくら治療する前に説明が必須とはいえ，患者さんの心理や時期を考慮しないと，無駄な資料づくり，無駄な説明となって，時間をロスするばかりでなく，むしろ不信感を抱かれてしまいます．

　患者さんとの信頼関係を一気に築きあげようとするのは，所詮，無理なことです．開院から歴史の浅い医院は特にそうです．地域でのよい評判や，紹介患者さんの少ないうちは，いっそう注意しなくてはなりません．

　主訴に基づいて，患者さんの望みとはずれないように気をつけながら，一つひとつの治療に対する説明をていねいに行い，理解してもらい，治療方針を受け入れていただくことを積み重ねることで，患者さんとの信頼の距離が徐々に近づくのだということを頭の中に入れておかなければなりません．

たとえ1歯でも準備が必要／自分を見つめる

　まず1歯のコンサルテーションを確実にできることから始めましょう．

　1歯といえども，準備が必要です．まず，同名歯の健康な状態の口腔内写真とX線写真を用意します．さらに，当該患者さんと同様な罹患状態の同名歯の治療前後の口腔内写真とX線写真も用意します．治療しないでそのまま放置したものや，治療して経過良好なもの，そして経過不良の症例も準備します．

　これらを，ノートパソコンか，診療室に設置しているモニター上に映せるようにセットします．

　1歯の治療においても，カリエス，エンド，ペリオ，築造体，補綴物とその適合状態など，さまざまな説明項目があります．

それら一つひとつについて，自身が治療する場合には，どのようにするのか，いくつかの対応があるとしたら，それぞれの利点欠点を意識して，類似症例を探して，比較できるようにするわけです．

　最初は，症例もないので大変だと思いますが，勤務医時代からそうした視点で集積しておけば，開業したときに大きな財産になります．また，こういう症例がほしいと意識することができますから，そうした事例に遭遇したときに，しっかり資料をとることもできるでしょう．

　開業してからでも，ある意味ではシンプルな，1歯あるいは限定した状況でのコンサルテーション資料を，まだ患者さんが多くない時期にしっかり整備して，患者さんはどんな説明が理解しやすいのか，そしてどんな点を評価して納得してくださるのかを常に考えながらコンサルテーションを続けることで，その後の一口腔単位治療のコンサルテーションも自然にできるようになるのです．

　逆に，1歯の裏づけのない全顎の説明はありえません．自分の手の届くところから，手抜きをせずに基礎の準備を行うことが，成功を導く早道と考えています．この詳細については，3章を見てください．

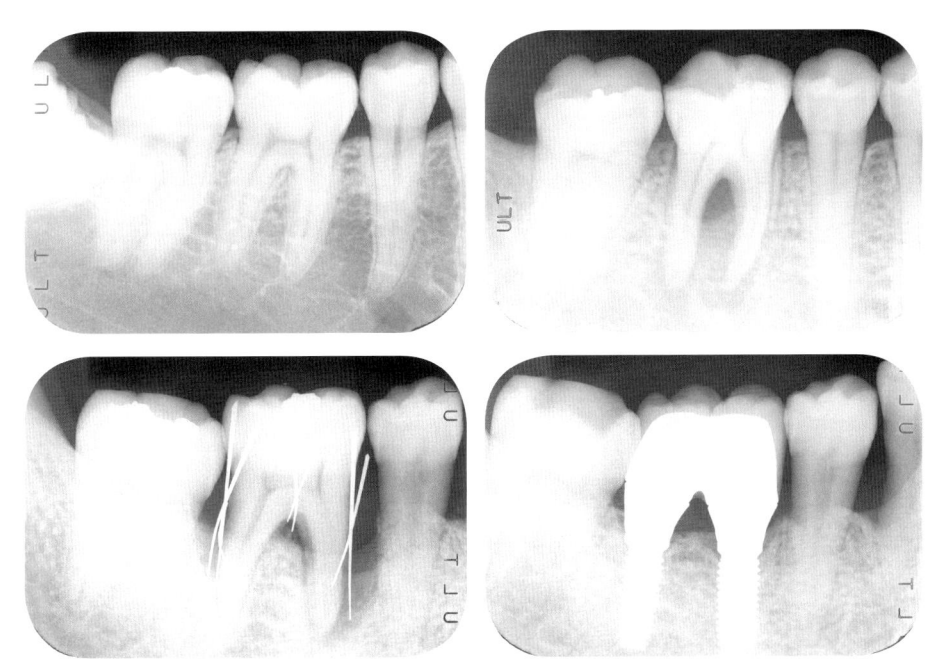

　同一部位の正常像と異常像を集め，これらを用いて患者さんに説明します．撮らせていただいたX線写真は，必ず患者さんにお見せします．

3 主訴に対してのコンサルテーション

ここでのポイント

主訴に対しては，以下のような視点に立っての説明が必要です．
・主訴の歯に対して，現状と，もし治療しなければどうなるのか？
・治療するなら，どのような処置をして最終的にはどうなるのか？
・治療後はそのままでよいのか，メインテナンスの必要性は？
・他の部位においても，同様な症状があるのではないかという投げかけ．
・全顎的な診査の必要性を伝える．
・患者さんの考えも十分聞く．

当院の場合，患者さんが診療台に座ってから，受付で記入していただいた予診票の項目を，歯科衛生士が会話をしながら再確認していきます．

その後，少し話題を変えて，多くの歯科医院が存在するなかで，なぜ当院を選択していただいたのかを，お聞きします．その答えのなかに患者さんの情報がたくさん入っており，治療計画を選択するうえでの参考になります．

そして，主訴について大まかに問診，視診，触診した結果や，当院選択の理由を，歯科医師に報告します．その報告を聞いてのち，歯科医師が患者さんと対面して，診査・診断しています．

患者さんへの説明と主訴の解決

まず，主訴の歯について現状を説明します．主訴の歯に痛みや腫れがあれば，患者さんも理解しやすいと思います．健全天然歯の資料を参考にして，主訴の歯と比較しながら説明することで，どこが健全歯と比べて悪く，どこを治療する必要があるのかが理解しやすいのです．さらに，治療内容とそのメリット・デメリット，治療過程，治療結果，経過観察の必要性などについて，パソコンで同様な症状を呈する治療した症例を用いて説明します．この際には，できるだけ経過の長い症例（10年以上）を用います．経過の長い症例を示すことで説得力も増し，その治療の重要さも理解してもらえると考えているからです．

そして，患者さんが主訴についての説明を十分に理解して納得していただけたならば，治療を開始し，その日のうちに必ず，時間がかかろうとも（当医院の予約システムの崩壊につながるのですが，それでも……），たとえ予約外の場合も，応急処置や薬のみの投与だけでは決して患者さんを帰さず，必ず主訴の改善に努めます．

行橋の診療室は，最寄り駅からも4km離れた，かなり交通不便な立地条件にあります．患者さんはマイカーでの通院が主ですが，その他のさまざまな交通機関を用いての来院もあります．

自宅の住所を必ずチェックし，来院がたやすいものでない場合は，いっそうの配慮をし，通院回数をよく考えます．筆者は，大学卒業後，大学での勤務をしながらの時期を含めて6年間，実家で診療していたのですが，当時は3時間待ちの3分間治療を行っていました．そうしたイメージを植えつけたくないからです．また，その患者さんの近所から来院されている方も多いことなどを伝えながら話を進めていくことも大切と考えています．

　もちろん，主訴の処置をある程度解決することが可能と判断してからこのような配慮をすることは，言うまでもありません．

全顎的検査への同意

　主訴の一応の解決を見たら，「主訴のこの部位だけが特別悪いのかもしれないが，他の部位も同様に悪い可能性がある」と，悪いことを予想して心配そうなやや悲痛な口調で（決して高圧的にではありません！），全体的な診査の必要性を説明して，患者さんに納得していただけるよう努め，時間が許すかぎり資料の収集をします．

　その場合も，何のために資料をとるのか，そしてそれをどのように利用するのか（当院では収集した資料を用いて，個々人の治療計画をつくる）を，過去の症例（デモ用に作成したもの）を見せながら説明します．

初診患者の予約

　主訴の解決，検査など，いずれも時間がかかるため，電話で初診予約を受ける場合は，昼休みをうまく利用できるような時間帯を選択します．患者さんの都合が許すならば，「限られた時間のなかで主訴が十分解決できたかどうか確認できないと心配である」ということを説明して，翌日の来院予約もしていただくようにします．

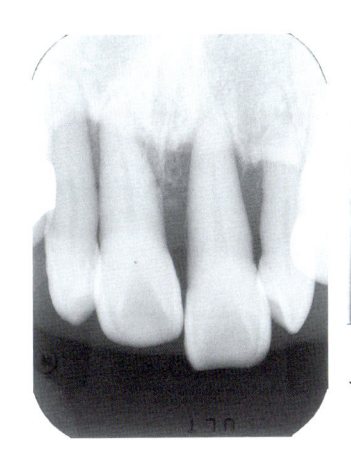

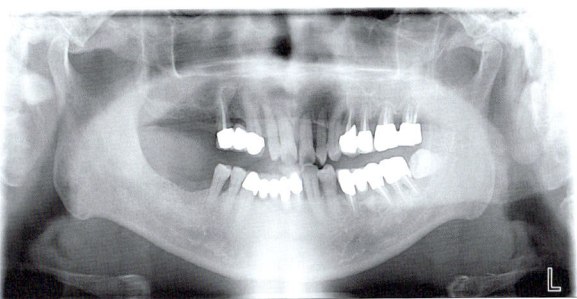

主訴の1歯の説明しだいで，包括的な治療に導くこともできるのです．

④ 治療方針が立てられるか

▍ 治療方針の説明／まずは1歯の治療計画の説明から

　初診時には，緊急の症状がなければ（CTを導入してからは，大半がCTになりました），まず全体を把握するためにパノラマ写真を撮ります．このパノラマ写真やCTと口腔内の状態を見ておおまかな診査・診断をし，最終の仕上がりを頭に浮かべながら，おおよその治療方針について，同様な症例を見せながら説明します．

　たとえば，カリエスが大きく，露髄が疑われ，自発症状を認める非補綴第一小臼歯を主訴として来院された方には，どのような治療計画を説明しますか？

　まずは，痛みの原因が何であるか，次にそれを取り除くためにはどのようなことをしなければならないのかを説明します．さらに，最終的には修復物を装着することになること，そして保険診療では材質に制限があること，隣接歯が歯周病に罹患しているならば，隣接歯の延命のために，つないで固定することが必要になるかもしれないことなどを説明してからでないと，処置を施すべきではないと考えています．

　以上について1度目の来院時にすべてできることが理想ですが，多くの要治療箇所がある場合，臨床経験が少ない若い先生方にとっては，それは困難でしょう．やはり訓練と経験が必要です．

　しかし若い先生であっても，1歯の治療についてなら，その患者さんにとっての最良の治療とは何なのか，最終段階を頭に思い浮かべながら，治療方針を考え，その他の方法も想定して，患者さんの希望とすりあわせをしていくことはできるのではないでしょうか？

　その集合体が全顎的な治療なのですが，全顎的な治療の場合，1歯ごとの理想像以外にも，さまざまな条件を加味しなければならず，単純ではありません．つまり，1歯の治療像が描けないうちは，全顎的な治療計画など立てられないはずで，まずは単純な条件での治療計画を立てるトレーニングを積み重ねるべきであると思います．

▍ 1歯の説明ができるだろうか？

　新しい技術を試そうとするとき，できると思っていたことが実は思うように行えないという経験は誰しもあることと思います．

　けれども，インプラントのコースなどで，おぼつかない手つきにどうなるものかと思っていると，手を動かして工夫しているうちに，みるみる上達するという光景にもよく遭遇します．

コンサルテーションも同じです．まず，どんな些細なことでも，患者さんに伝えよう，わかってもらおうという熱意をもって，準備し，工夫し，反省を積みあげていけば，だんだん不要な力が抜けて，自然でわかりやすい，患者さんから歓迎される説明ができるようになるはずです．

「できるだろう」ではだめ！　まず実行しないところには何も生まれません．

抜歯か保存か？

1歯においての治療計画で，一番困難なことは，抜歯か保存の判断基準だと思います．

この点に関しては，臨床経験が関与してくるため，即座に判断が不可能な場合は，患者さんに素直にお話して，「もし残せるならこんな感じで，だめだった場合にはこういう治療を考えていますが……」というように，手元の資料を参考に説明すればよいと思います．

そうすれば，どのように治療していかなければならないのか，おのずと答えがでてきて，それをわかりやすい言葉で，順序立てて，繰り返し説明することで，理解していただけると考えています．

たとえば，1歯の修復物を除去する場合においても，X線写真では判断できない修復物内面の状態を，十分に診査・診断してある程度予測しますが，それでも判断できない場合があります．そのようなときは，患者さんに「冠をはずしたら，中がぐちゃぐちゃで抜歯になるかもしれませんが，覚悟はしておいてくださいね」とお話して，うなずいてもらってからはずします．説明もなしに冠を除去すべきではありません．

根管治療をやりなおす目的で，それだけを説明して，それ以外は何も説明せずに冠を除去したところ，歯質の崩壊がひどくて根分岐部にまで及んでおり，保存不可能な状態だったという場合，皆さんは，どのように弁解しますか？

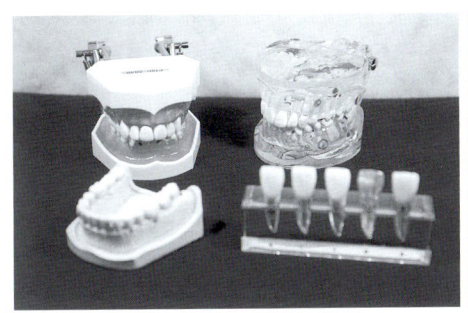

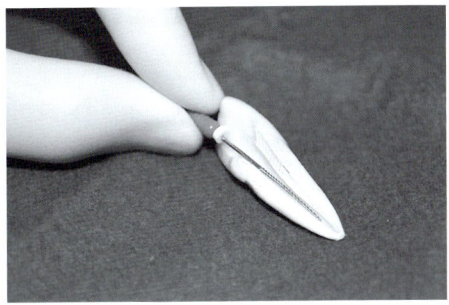

ベストを尽くして，説明するように心がけています．

第2章 コンサルテーションの準備

⑤ 思いつきではだめ

■ 自院の診療の流れを整理する

来院されるすべての患者さんにコンサルテーションを行おうとするならば，思いつきでは長続きしません．それなりのシステムの構築が必要です．

また，院長の行うコンサルテーションと，勤務医や歯科衛生士・歯科技工士・受付やスタッフの全員が行うコンサルテーションに矛盾があったとしたら，むしろ逆効果です．どのスタッフがコンサルテーションを行うにしても，同じ方向で行われなければ，意味がありません．

当院の場合は，以下のような手順（システム）としています．

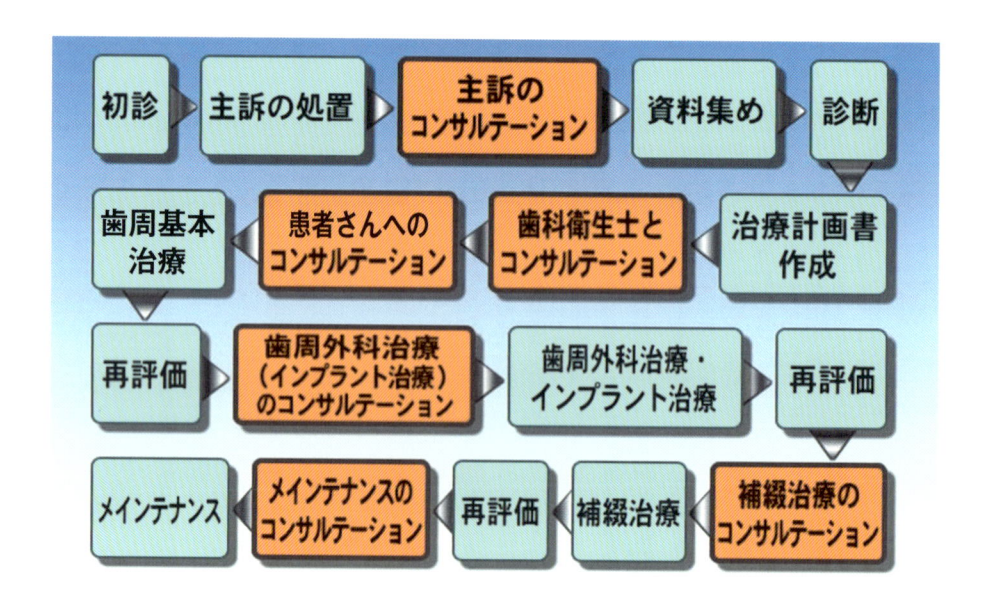

初診 → 主訴の処置 → 主訴のコンサルテーション → 資料集め → 診断 → 治療計画書作成 → 歯科衛生士とコンサルテーション → 患者さんへのコンサルテーション → 歯周基本治療 → 再評価 → 歯周外科治療（インプラント治療）のコンサルテーション → 歯周外科治療・インプラント治療 → 再評価 → 補綴治療のコンサルテーション → 補綴治療 → 再評価 → メインテナンスのコンサルテーション → メインテナンス

矯正治療が必要な場合は，多くは歯周外科治療前後に入ります．

このように，診療の流れを医院としてシステム化することにより，それぞれの段階で，計画と実際をチェックしながら，次の段階についてのコンサルテーションをすることで，より患者さんにとって，理解しやすい説明となると思われます．

■ その患者さんの治療の流れを整理する

すべての患者さんが，前述のすべてのステップを必要とするわけではありません．

それぞれの患者さんについて，この流れを意識して，この部分が重要，この

部分は不要，最も大切なポイントは……といったように，治療計画を担当者が十分に理解し合って，コンサルテーションの内容を詰めていくのです．

たとえば，臼歯部の歯周組織や咬合状態に問題があるにもかかわらず，患者さんが前歯部の審美性の改善のみ（臼歯部崩壊による前歯部フレアアウト症例を思い浮かべてみてください）を希望して来院された場合，前述のステップに沿っていくら時間をかけて十分に説明して，歯周基本治療を始めたとしても，「いつも歯ブラシ指導や歯石をとるだけ！」とか「奥歯の治療ばかりしていて，前歯を治療してくれない！」という苦情が必ず出てきます．ほとんどの患者さんは，治療の流れを理解してはいるものの，心の中では「早く，前歯をきれいにして〜」と叫んでいるのではないでしょうか？

このような患者さんの心の中に，「不満」や「疑問」を残さないためにも，一方的な自己満足の治療にならず，患者さんの意見や希望に耳を傾けながら治療方針を再確認していくことが大切です．

このような症例では，まず前歯の審美性を可能なかぎり，一時的にではあっても改善させます．その後に，本格的なコンサルテーションにおいて，健康な口腔内ではフレアアウトしていないのに，また若いころの患者さん自身はこのような状態ではなかったのに，なぜフレアアウトしているのか？ 模型の臼歯部を取りはずして，歯のない臼歯部を強く押すことで，前歯がフレアアウトしていく様子を見せて，その原因は臼歯部にあることを理解させます．そして，臼歯部を重点にしたコンサルテーションに内容を切り替えて説明すれば，納得して，治療時にもより患者さんの協力が得られるはずです．

症例に応じて，「口説き落とすテクニック」の選択肢を広く数多くもっておくことが必要です．そして，これらのテクニックを応用することは，患者さんの治療の流れを整理するうえでは，とても重要となります．

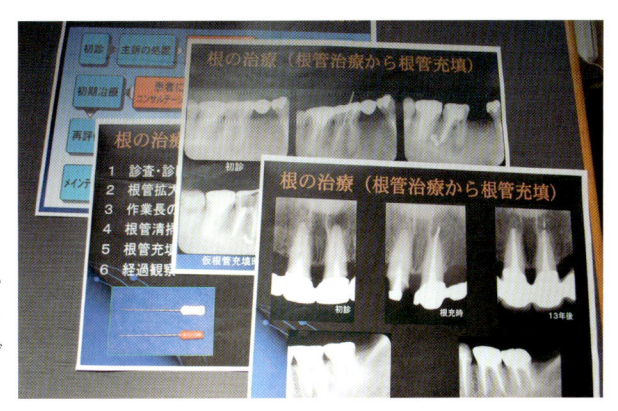

口頭での説明で理解していただけることには限界があります．適切な資料，模型などを提示することが重要です．

第2章 コンサルテーションの準備

6 資料の重要性と治療の優先順序

どんな資料が必要か

以下のような手順が必要です．

① どのような資料が必要なのかを十分に説明する（X線撮影を何回も行うことを嫌がる場合もあるので注意する）．
② まず，患者さんが希望していることについての資料を集める．
③ 収集した資料について，その場である程度の説明をする．
④ 次回，集めた資料をトータルして診断し，その結果をファイルにて配布する．

資料の収集と提示

まず主訴の部分のX線写真と口腔内写真の撮影，歯周組織検査を必ず行い，その場で見せて説明します．その際の比較資料は，健全な口腔の10枚あるいは14枚法X線写真で，それと比較しながら説明することで，全顎的な検査の必要性を感じとってもらうことを目論みます．

さらに，必要ならばCT撮影を行います．もちろんその根拠を健全な場合の画像と比較しながら説明することは，X線写真や口腔内写真の場合と同様です．

次に，口腔内の現状把握に必要な模型のための印象採得をし，口腔内全顎の写真を撮ります．さらに，咬合状態を把握する一つの手段として，ビデオ撮影も行います．もちろん，外科手術が必要な部位は，ビデオも重複して撮影します．そして，撮影した物は，その場で見せて説明します．

歯周組織検査は，まずプロービング値，根分岐部病変の有無，動揺度，コンタクト，付着歯肉の幅などです．このデータも，記録したものを患者さんに提示して現状を伝えます．咬合診査は，模型と口腔内写真，ビデオを用いてさまざまな状態を撮影して，模型を咬合器につけて，それを見せながら行います．

治療計画

こうしたすべての資料をもとに，診査・診断し，まず担当に説明して，それぞれが治療計画を作成します．その後に診断用ワックスアップも含めて，まず歯科医師が概要を説明し，担当歯科衛生士や歯科技工士が説明した後に，再度，歯科医師が「医院および治療のコンセプト，それぞれの患者さんの現状と今後の展望，治療内容，期間，費用，経過，起こりうるトラブルとその対策，費用と再治療時の費用，計画書と契約書と保証期間，治療に対する評価」の項目について詳しく説明します．

一度ですべてを説明することは不可能なため，何回かに分けて説明することもあります．それを理解したかどうかの確認もその都度重要と考えています．

いまどうしても必要な処置を優先する

　経験が浅いうちは，一気に全顎的治療を半分強制的に説明し，納得させて，治療を施しがちです．もちろん筆者にもそうした時代，そのような経験がありました．しかしそうした場合は，必ずと言ってよいほど，治療は説明したようにはいかないし，たとえうまくいってもそれ以外の部分でトラブルを生じたり，挙句の果てには，患者さんとの信頼関係も失ってしまう可能性が高いことも経験しています．

　このようなトラブルを起こさないためには，まず，患者さんが何を希望しているのか，そのためには私たちは何をしなければならないのかを十分に話し合う必要があります．

　そこでは，妥協できる部分と妥協できない，すぐに治療を施さなければならない部分が浮かび上がってくると思います．いま治療をする場合と，そうでない場合のそれぞれのメリットとデメリットを患者さんに示して，十分話し合ったのちに治療を開始しなければ，トラブルは遅かれ早かれ生ずると思ってください．

　俗に言う「肉食的な考え」のみで押しきるのではなく，「草食的な考え」も組み入れた見方が必要な場合もあることを認識しておいてください．

いま受け入れられなくても，説明しておくことが将来に影響する

　私たちにとっては，一般的に全顎的に一度にすべてを治療することが理想ですが，現実とのギャップに頭を悩ますことは少なくありません．だからといって，局所的な治療のみを説明するだけでは，患者さんは納得しませんし，その後に他の部位に症状が出た場合は，診断ミスと誤解されるかもしれません．

　一方，今回は受け入れられなくても，説明しておけば，「先生の説明どおりに壊れた」場合も，「先生の見通しが正しかった」と予言者として信頼され，次に治療が必要になったときには，こちらの提案をスムーズに受け入れていただけることが多いのです．

　このようなことを考慮すれば，治療した歯で予後不安な場合は，術後に起こりうるマイナスの可能性を説明しておくことは，患者さんとの信頼関係も壊さずに，将来の医院の財産となります．

　患者さん一人ひとりにこれらを確実に実行することは，努力は要しますが，世の中の不景気にもかかわらず，患者さんがとぎれず，さらに保険診療だけでなく自費診療の比率も増加して，アポイントがとりにくいという贅沢な悩みにもなるので，頑張りましょう！

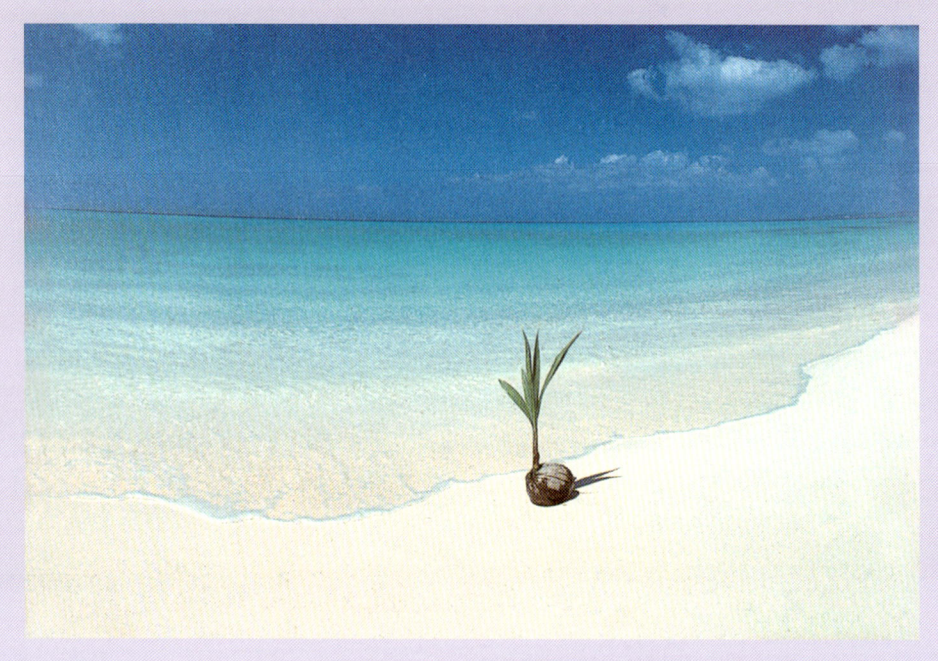

いまを充実させることが,
次なる時につながる

第3章 1歯・少数歯の治療の場合

　一般に根管治療は，保険診療では不採算部門と言われています．つまり，1日に診療できる患者数には限りがあります．そのなかで一人にかける診療時間も自ずと限定されてきます．さらに，根管の複雑性故に時間がかかるのにもかかわらず，保険点数は低く，早期に補綴物を装着しないと保険点数は上がりません．

　また追い打ちをかけるように，患者さんサイドも，その効果が表面に現れないため，術者が時間をかけて一所懸命にすればするほど，「早く治療を終わらせて冠をかぶせてほしい」などと苦情を言います．いわば八方ふさがりであります．

　こんな恵まれない環境のもとで，根気よく，繊細な処置を行わなくてはならないわれわれは，すこしかわいそうでもありますが，臨床の登竜門として，なんとか頑張ろうではありませんか！

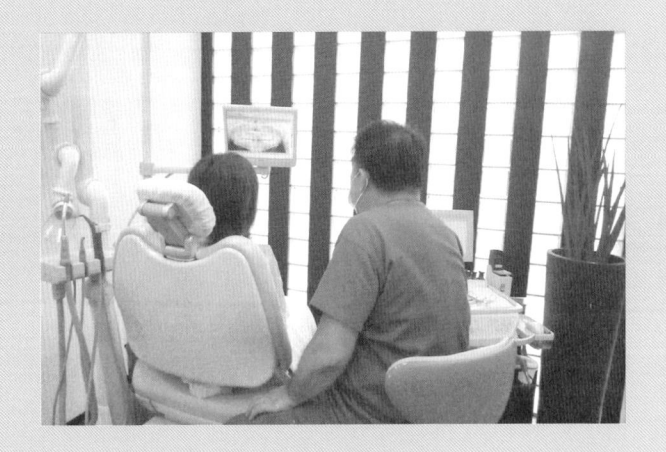

1 エンドでのコンサルテーション／何を説明し，どう理解を得るのか

■ エンド病変をもつ患者さんにこそコンサルテーションを

　日常臨床において，最も治療頻度が高いのは，エンドではないでしょうか？
　比較的若い患者さんの主訴は，審美性の改善と疼痛が多いように思います．自発的に来院した患者さんに，自院をかかりつけにしてもらえるかどうかは，将来性を考えるととても大事です．若い患者さんの多くは，難しい処置が必要なことは少なく，充填程度で終了すれば，深いお付き合いにはならないかもしれません．けれども，カリエスが深くエンドとなると，どうしても何度かの来院が必要になり，ここでの対応が，信頼と不信の分かれ目になるかもしれません．
　また，全顎的治療が必要な患者さんの場合も，基礎治療であるエンドを，ていねいに説明し，納得のいく結果を出すことによって，一口腔単位の治療につながっていくことを経験しています．
　つまり，エンドのコンサルテーションがうまくいくかどうかにより，その後の「マイドクター」にしてもらえるかどうかが決まるといってもよいかもしれないのです．
　以上のような理由から，一見些細な，そしてほとんどの場合，保険診療でしかも不採算であるエンドについて，ていねいなコンサルテーションなど行っていられないと考えているとしたら，それは大きなまちがいであることを理解してもらえることでしょう．
　自院の診療のスタイルを，よりトータルな治療をする医院にしたいと思うなら，まずはどの医院にも訪れるエンド治療の必要な患者さんにこそ，真っ先にコンサルテーションすべきなのです．
　エンド治療はカリエスの治療とは異なり，前述したように何度かの通院が必要で，ペリオとは違って歯科医師の行う治療です．ここで，必要なことをきちんと説明し，納得のいく治療が行えれば，信頼関係を構築できるのです．
　どのようにエンドを患者さんに理解してもらうのか，納得して治療を受けてもらうための手順を以下，述べてみたいと思います．

■ コンサルテーションを行うための準備

　まずは，以下のような，X線写真を準備します．
① 健全天然歯．
② エンド病変は認められないが，根管充填が不十分な症例．
③ 大きなエンド病変が認められる症例で，それが改善されていく経過数枚．
④ 経過の思わしくない症例．
⑤ 根尖切除を施した術後経過の長い症例．

以上のような症例（それらのCT画像もあればなおよい）を集めます．集めてみると，きちんとしたX線写真の必要性もわかると思いますが，ともかく用意して，徐々に，画質がよい，きれいな位置づけのものに変えていってください．できれば，上下顎の前歯，小臼歯，大臼歯部のそれぞれについて，上記のX線像が準備できれば，患者さんはいっそう理解しやすいでしょう．

次に，過去の自分，あるいは勤務医がエンドの練習を施した抜去歯のうち，彎曲根管を穿孔しているものや，根管口のきれいなもの，破壊されているものなどを集めておきます．あなたがもし勤務医なら，そうした資料を捨てないで，とっておくべきです．

エンド治療説明用の模型もできればほしいところです．

そして，エンド治療の手順を示す説明図や，市販本，画像などを準備します．

最後は，エンド治療に使用する，ファイルやリーマー，ペーパーポイント，ガッタパーチャポイントなど，エンド治療で用いる道具と材料を用意します．

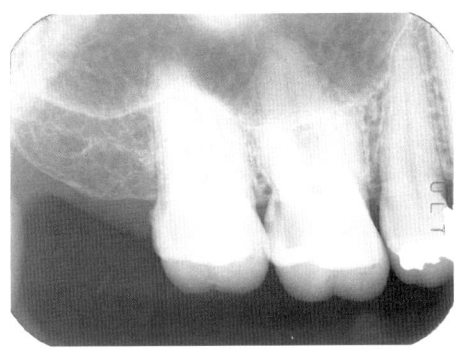

初診時．カリエスが深く，痛みのため抜髄しました．

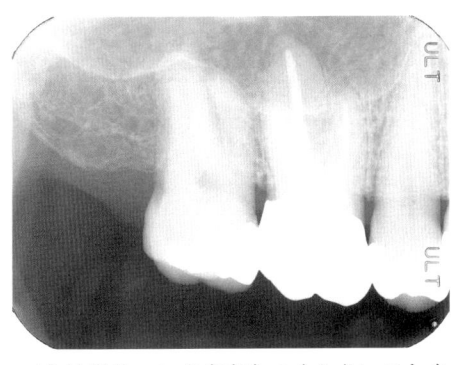

10年間はエンド病変をつくらないことを目標にしています．

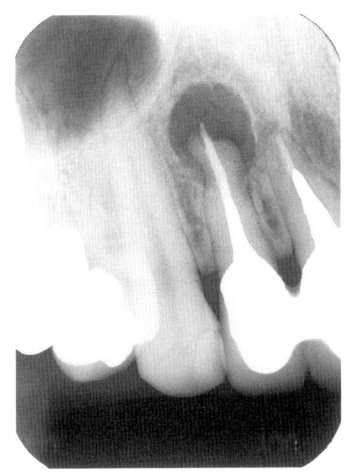

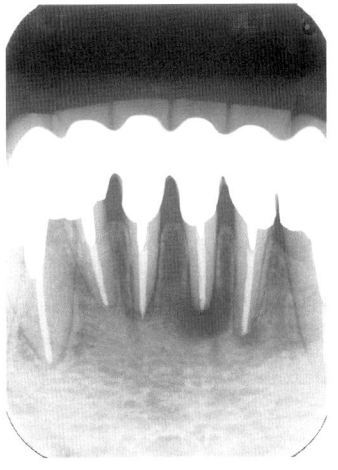

大きな根尖病変ができて再来院しました．ベストを尽くしたつもりでしたが，素直に現状をお話して再治療をさせていただきました．

症状ごとの説明

② わずかにエンド病変が認められるが，症状がない場合の説明

まずは，エンド病変が認められないものの根管治療が不十分な症例，あるいはわずかにエンド病変が認められるけれども症状がない場合についてのコンサルテーションについて述べてみます．

罹患歯と同部位の健全天然歯，治療しないで放置したら罹患歯がこのような経過をたどるであろうと思われる例，エンド治療後に比較的良好に経過した例，および罹患歯のX線写真を用意します．

まず，罹患歯が健全天然歯とどこが違うのかから始めます．ここで患者さんに一番理解してほしいことは，根尖部の正常像と異常像の違いです．患者さんがそこをしっかり理解できなければ，エンド治療を始めることはできません．違いが理解できてはじめて，正常像に戻すために治療が必要であるという説明が成り立つのです．

次に，何が原因で，どのような経過をたどって病変ができるのかを，過去の自身が施したトラブル症例とエンド病変模型を用いて素直にお話します．

その解決策を模型，プレゼンテーション用症例を見せながら，または絵に描きながら，抜去歯にリーマーやHファイルを入れて，実際の治療と同様な操作手順を見せながら，治療には時間がかかることや，治療の複雑性，困難性，経過観察の必要性，パーフェクトはありえないが最善の努力をつくすということなどを説明します．

ここで大切なことは，初診時に症状がないのに，治療中に痛みや腫れなどの症状が出ることがあるので，その理由と解決策を十分に説明することです．これをしておかないと，「へたくそ！」と思われます．事実，それを怠った当院の勤務医は，言葉に出してそう言われたりしています．

最後に，なぜエンドにこだわるかの理由を述べます．

「歯科治療を家にたとえるなら，エンド治療は，家の基礎工事であるから，ここで手を抜くと欠陥建築物となります．時間がないということですが，このままうわべだけきれいにするのはたやすいことですが，将来を考えると，どうでしょうね？」とお話して，納得していただいてから治療を始めます．

そうしておけば，患者さんの理解不足による「根の治療が長い．どうして何回も通わないといけないのか？」という苦情は少なくなることでしょう．

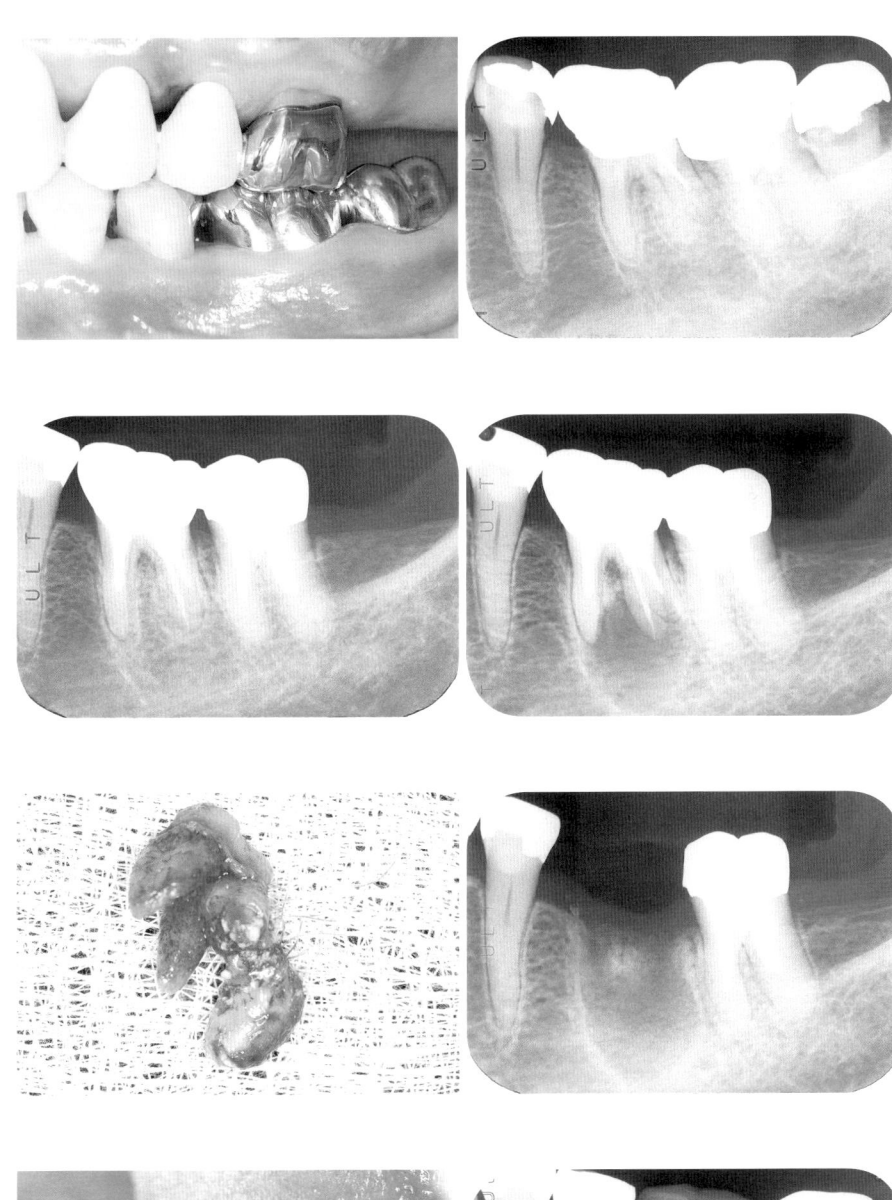

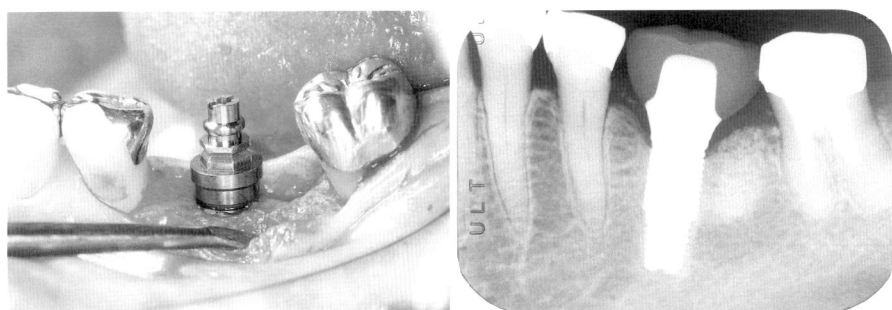

手を抜くと，必ず自分にそのことが返ってきます．エンド病変に対しては，やる気と根性が必要です．そして，再治療にも限界があるのですが，最後まで責任をもたなければなりません．

根尖病変が存在するときのコンサルテーション①
症状がある場合

　根尖病変が存在している場合のコンサルテーションで，症状が存在するケースと存在しないケースの相違点は何でしょうか？

　ここでも，罹患歯のX線写真と，罹患歯と同部位の健全天然歯，治療しないで放置したら罹患歯がこのような経過をたどるであろうと思われる例，エンド治療をした比較的経過良好例，同じく経過不良例のX線写真を準備します．

　病変が存在する場合は，患者さんも理解しやすく，「炎症があり，根の先にある歯にはとても重要な組織や骨を一時的に溶かして，たぶん膿が溜まっています．その原因は，根の中にある取り残した神経の残りや汚れ，細菌などですから，それらをできるだけ取り除くことで，健康な状態に回復するかもしれません．しかし治療には100％はありえませんから，治らない場合は，歯肉を剥いで病変部をきれいにする，根の先をカットする，あるいは歯をいったん抜いて病変部を取り除いて歯をもとに戻すといった処置になることもあります．それでもだめな場合は，歯自体を抜くことによって病変をなくすということもありえます」といったように，起こりうるすべてのことを事前に説明します．

　いったん治療を始めてしまってからや治療後の説明では，トラブルに対する言い訳と思われ，どんなに誠実に治療をしたとしても，それは患者さんに伝わらず，歯を失くすとともに信頼も失くしてしまうことになります．

　治療方法の説明は，前項と同様ですが，「溜まっている膿を出すためには，薬を入れて蓋をしないこともあります」「病変が小さくなるまでには，薬を入れながら経過観察することが必要です．そのためには時間がかかります」「しかし，これを直すことに歯科医としてのこだわりをもっているため，精一杯頑張ります」「病変が縮小傾向になっても，再発の可能性もあるため，すぐに土台は入れられません」など，さまざまなツールを用いてお話していきます．

　一度にたくさんの情報を患者さんに与えたとしても，ほとんど覚えておらず，繰り返しこれらを説明することで，なんとか理解していただけるのだと考えています．それでも，「言っておくこと」が大事です．

　エンド治療中に撮影したX線写真は，その都度必ず患者さんに見せて，その時点での状態を解説しなければなりません．これは，いままで説明した内容を再確認するためにとても大切なことです．

　また，複根のどの根管が原因で病変があるかを診断するために，撮影したCT画像は，プリントアウトして患者さんに渡すファイルに必ず入れておくことも，内容の再確認につながります．

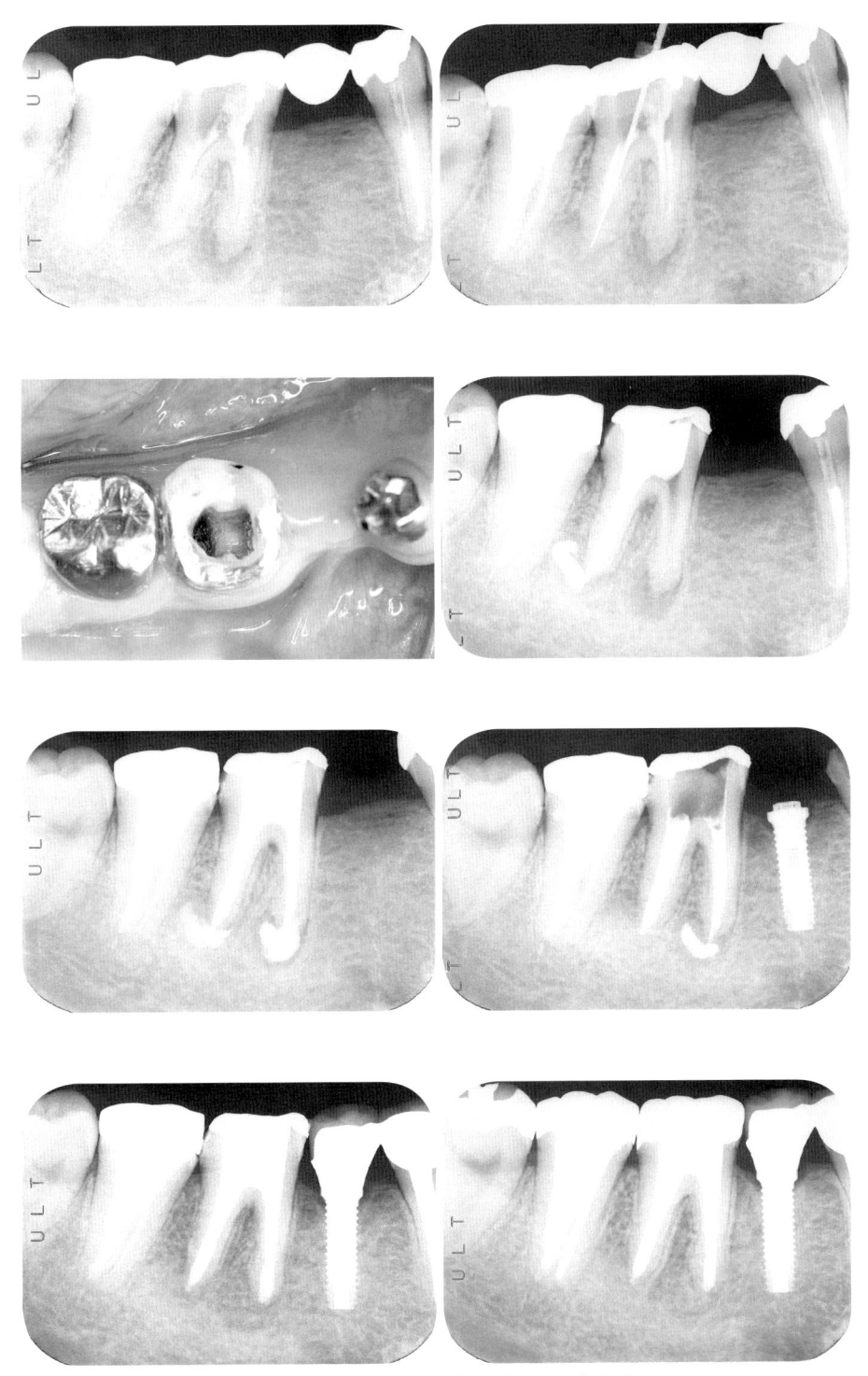

1根管ごとの状況を説明しながら，確実に治療を進めていきます．
エンド治療では根気が必要です．

根尖病変が存在するときのコンサルテーション②
症状がない場合

　病変が存在していても，症状が存在しない場合に患者さんからよく言われる「痛みや腫れがないから，このままではだめでしょうか？」，あるいは「何か症状が出てから治療するというのではだめですか？」といった質問にはどう答えたらよいのでしょうか？

　臨床症状がないのになぜ治療をしなければならないのかを，わかりやすく，半ば恐喝的？に説明することも必要です．

　それらをまず理解してもらうには，病変の正体を理解してもらわなくてはなりません．患者さんが一番理解しやすい言葉は，「根の先の顎の骨の中に膿が溜まった大きな袋ができています．これを放置すれば，しだいに大きくなると同時に，骨も溶かしていきます」「そうなれば大きな手術が必要になるかもしれません」「抜かなくてはならなくなるかもしれません．いまなら根の治療だけで治るかもしれません」……．

　このように，患者さんにわかりやすい言葉で説明していきます．そして，その病変の原因は，どこにあるのかを，できるだけ大きなエンド病変を治療した術前，術中，術後のX線写真を用いて，以下のように説明します．

　「大きな膿の袋のほとんどは，根の中の汚れを徹底的に掃除することで，消えてきます」と言いながら，抜去歯で根管操作を実際に見せ，「ただし，このように直接目に見えないところを，こんな小さな道具で徹底的に掃除するには，時間がかかります」，そして「手探りでの掃除ですから，取り残しや掃除が不可能な部分があると思います」，さらに「経過が思わしくなければ，外科的に除去するということも頭に入れておいてください」などと説明して，患者さんの疑問点や理解してない部分を聞き出し，再度説明して，納得していただいてから治療を始めます．

　治療中にトラブルになるのは，初診時に症状がないのに治療し始めてから症状を認めるようになった場合です．ですから，症状がない場合にエンド治療を始めるときには，ほかにも増して，どのような原因で，どのような治療を施したらどんなことが起こりうるのか，その解決策はどうするのかなどを，事前によく説明しておかなければならないのです．

　「膿を出すために，まず膿の袋を破らなければなりません」，そして「破るためには，根の先から針を出して突かなければ膿は出ません．そのため，針の刺激により，痛みや腫れ，歯が浮いた感じなどが出てくる場合もあります」などというふうに説明して，理解を求めます．

その予防処置としての，根管の開放や薬の投与，あるいは切開の必要性なども説明します．さらに，ビタペックス応用時には，「膿を出すだけでは，膿の袋を小さくできないため，袋を破壊するために薬を袋の中に入れることを繰り返します．だから，時間がかかります」と根管治療の説明をしていきます．

このように，処置を施す前後には，必ずその内容について解説しながら納得していただくようにしています．

根管充填時には，メインポイントや根管充填材を見せて，「きれいになった根の中をできるだけ緊密に埋めることで細菌の侵入を防ぎます．そのためには，薬やポイントが根の外に出ることもありますが，心配ありません」と説明しながら，抜去歯の根管内にポイントを入れて根尖よりわずかに出して見せます．

このように，患者さんが見えないところでの処置は，必ず抜去歯や模型を用いて，いま自分が何をされているのかを理解できるようにします．

また，患者さんは，長い間時間がかかってやっと根管治療が終わるとすぐに築造，最終補綴物を入れたがりますが，ここでも経過観察の必要性を再度説明してから，「治っていることが確認できないと，土台は入れられません．状態が悪くなれば，またはずしてエンド治療となり，二度手間になるので，もう少し経過を観察させてください」と言います．と同時に，メインテナンス時に再発したような場合には，「補綴物をはずさないで，外科的に病変と原因部をとることも可能です」など，術後に起こりうるトラブルについてもお話します．

術後やメインテナンス時には，それまでのX線写真と現在のX線写真を比較しながら見ていただき，治療過程とそれにかかった時間などをいっしょにふりかえって，エンド治療の重要性を再確認していただきます．

つまり，コンサルテーションの基本は，自分の行った治療を患者さんにきちんと見せるということなのです．前述したように「見せるに足る」X線写真，エンドの治療技術があることが原則なのです．だから，エンドのコンサルテーションができない歯科医師は，全顎のコンサルテーションなどできないのです．

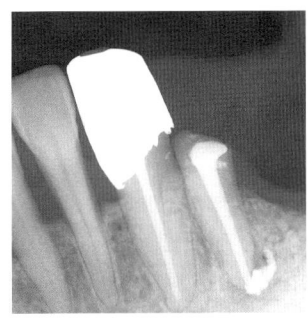

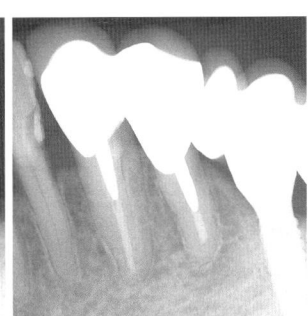

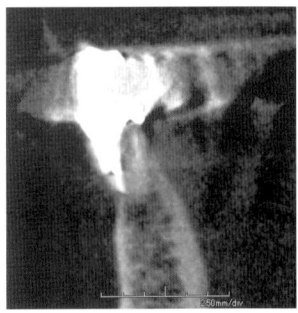

医療機器の進歩により診断もより簡素化してきており，それに順応していかなければなりません．CT画像を見ると，パーフェクトでないことにがっかりさせられますが……．

3 支台築造でのコンサルテーション

■ 支台築造は家の柱／壊れないようにするには

「支台築造は，家にたとえるならば，柱のようなものです．その柱が，貧弱でガタつきがあれば，家の長期的維持安定は望めません．しかし，ただ太く大きくすればよいというものではなく，柱のキャパシティは限られているので，そのデメリットも生じてきます……」

このようなたとえ話をしながら，患者説明用のメタルコア，ファイバーコア，分割コアを提示して，その形態やポストの長さや太さについて説明します．そして，それらをガタつきなくしっかり合わせるためには，確実な根管形成や印象方法などの実際の流れを説明用模型や印象模型で見ていただくようにしています．

「もし地震がきたら，柱がしっかりしていなければ，家は崩壊します．しかし一方で，柱があまりにも強すぎる場合は，その柱を埋めている土台に亀裂が入るかもしれません．歯に入る土台にもこのようなことが起こる可能性は十分あります」「歯自体の条件が悪ければ，その歯を守りながら柱の役目を果たす土台も必要となります」というような説明後，支台築造を必要とする歯に合った材料の選択に話題を移します．

■ 材料の説明

患者説明用のメタルコア，ファイバーコア，分割コアを提示して，その材料の一つひとつのメリット，デメリット，それをセットするためのセメントの種類などをまず理解していただきます．

「上顎の奥歯は，根が3本あります．理想を言えば，一つの根に一つ土台が必要であることから，三つの土台が必要となります．しかし根の方向がそれぞれ違うため，そのままでは入らないため，分割してつくらなければなりません」

「より強度を増すためには，硬い金属である必要があります．それを使用することのメリットは，歯を削る量が少なくなります」「しかし，その金属は保険ではできません（またお金の話？）」「どうしましょう？　あなたにとってベストな土台はまずこれです．次はこれでしょうか？　選んでください」などと説明していきます．

最後に，もう一度，ポストコア形成からセットまでの一連の過程を図式にしたリーフレットで概要を説明します．

根管形成後にも，患者さんが選択した方法で印象して，その実際を患者さんに見ていただき，確認してもらいます．

そしてプロビジョナルクラウンを装着して歯周組織の反応を観察していきます.
　その際,「仮のプラスチックの歯ですから,割れたり,減ったりするので,気をつけて使ってください」,さらに「歯ぐきの変化や掃除のしやすさ,咬み合わせなどをこれで観察していきます.患者さんにとっては,歯ブラシによる掃除の最終仕上げですから,頑張りましょう」などと励ましながら,次の歯の治療やステップに進んでいきます.
　また,できあがった支台築造や試適時のX線写真も必ず見せて,確認してもらったのちにセットします.補綴物はすべて患者さんに見せる義務があると思います.

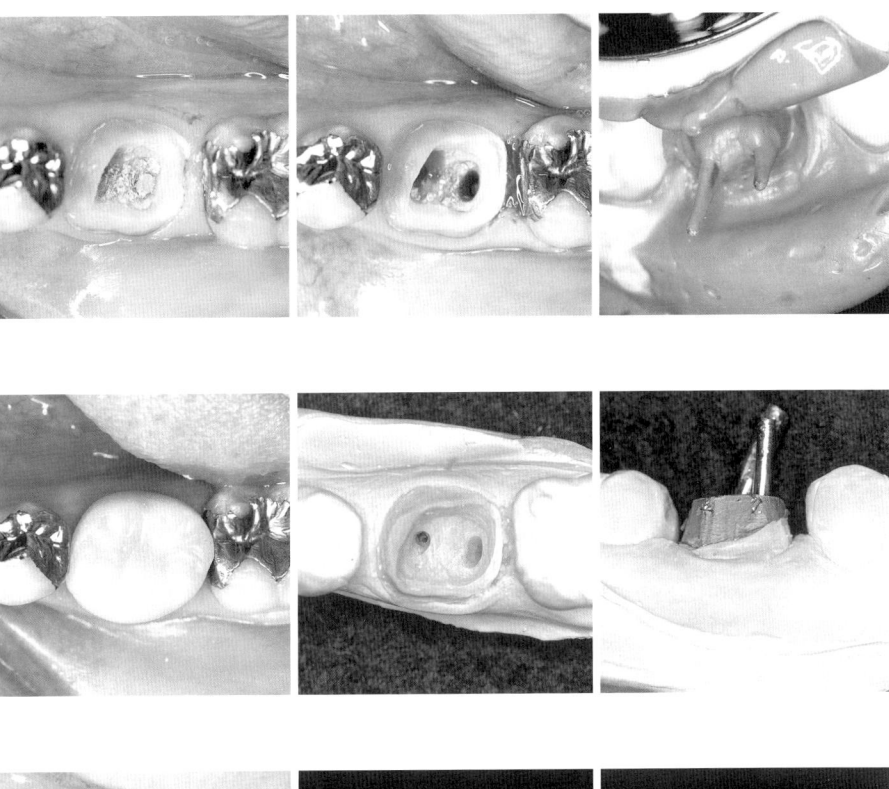

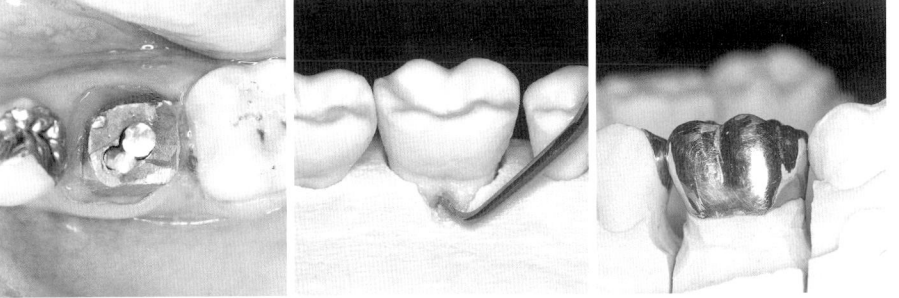

実際の模型を用いて説明することは,より効果的です.補綴物は,患者さんの所有物なのですから必ずお見せしています.

4 プロビジョナルレストレーションでのコンサルテーション

■ 臼歯部での咬合の大切さを伝えることも忘れずに

　エンドと同じように，プロビジョナルレストレーションづくりを面倒がっていませんか？　最低限の要件を満たすテンポラリークラウンでよい場合もあるでしょうが，もう一歩，クオリティーの高い診療を目指すならば，ぜひ，プロビジョナルレストレーションにこだわる診療にトライすべきです．

　一朝一夕には，きれいなプロビジョナルレストレーションは提供できません．もし，まだ患者さんが少ないのであれば，プロビジョナルレストレーションにこだわってみてはどうでしょう？

　当院の場合，この分野では，担当歯科技工士が，プロビジョナルレストレーションの製作，コンサルテーション，最終補綴物の製作や外部発注など，多くの面で活躍しています．まず臼歯部からコンサルテーションを始めます．

　そこで患者さんに，「いくら前歯だけをきれいにしても，奥歯のしっかりした咬み合わせがなければ，そのきれいな前歯は長くもちませんよ」「前歯のみに費用をかけるのではなく，その費用を今回は奥歯にかけませんか？　そうすることで，きれいに噛みやすくなった状態を長く維持できますよ」などと話しかけてのち，本格的なコンサルテーションに入ります．見た目だけでは，将来にわたる信頼は得られません．

　とはいえ，患者さんは「白さ」に執着されます．当院の開業する「田舎」でも，患者さんは，臼歯部でもオールセラミックスやメタルボンドのような白い補綴物を選択します．ただし，ブラキサーなどの咬合状態に問題のある患者さんにおいては，大臼歯のみは補綴物が壊れた症例などを提示して，金属での修復が望ましいことを理解していただくようにしています．

　しかしそれでも，ほとんどの患者さんは「壊れてもよいから白いほうがよい」とオールセラミックスやメタルボンドを選択します．それは，プロビジョナルレストレーションを装着している期間は，臼歯部も白いためだと思われます．それが，当り前のようになって日常生活しているなかで，臼歯部が金属に変わることには抵抗があるのだと思われます（逆転の発想で，このことを利用すれば，すべての臼歯部は白くなるかもしれません．しかし世の中はうまくいきませんから，実行しないでください，お願いします）．

　当院では，大臼歯部の選択肢としては，ゴールドクラウンとメタルボンドとオールセラミックスです．オールセラミックスは，ジルコニア，インセラムアルミナクラウン，プレスクラウンなどで，それぞれの特性から選択理由をお話していきます．

プロビジョナルレストレーションで何を説明するか

　修復物のコンサルテーションの前に必ず必要なコンサルテーションは，プロビジョナルレストレーションについてです．

　「当院では，最終的なものとほぼ同様な仮の歯を入れて，総合的に最終的なチェックを必ず行います」「そうしなければ，最終的なものを入れてしまってから，なんらかのトラブルが生じた場合，再製しなければならず，時間も費用も無駄になるからです」「最終的な冠とほぼ同様な仮の歯を入れることで，多くの情報を得ることができます．それらを解決しながら修正して，最終的なものに近くなるように修正しながら，歯ぐきや咬み合わせ，形をみていきますから，気づいたこと，こうしてほしいというような希望があれば教えてください」などと言いながら，最終補綴物にも劣らないようなプロビジョナルレストレーションを装着します．

　あまりきれいなプロビジョナルレストレーションを入れると，患者さんはそれで満足してしまい，来院が途絶えるというような考えもあるようですが，筆者らは少し考えが違います．つまり，「仮の歯でこれだけきれいになるなら，最終補綴物はどんなものだろう」と，より期待をもたせる効果をねらっています．

　また，患者さんのオリジナルの歯をつくるために必要であり，既製品ではなく，オートクチュールであることを強調する効果も含んでいます．

　これらのためには，装着されているプロビジョナルレストレーションを患者さんと話し合いながら，繰り返し修正していきます．

　最終修復物についてのコンサルテーションは，初診時にも治療中にも行っていますが，当院では，最終プロビジョナルレストレーション装置時に，再度，歯科技工士がメインとなって，コンサルテーションを行います．

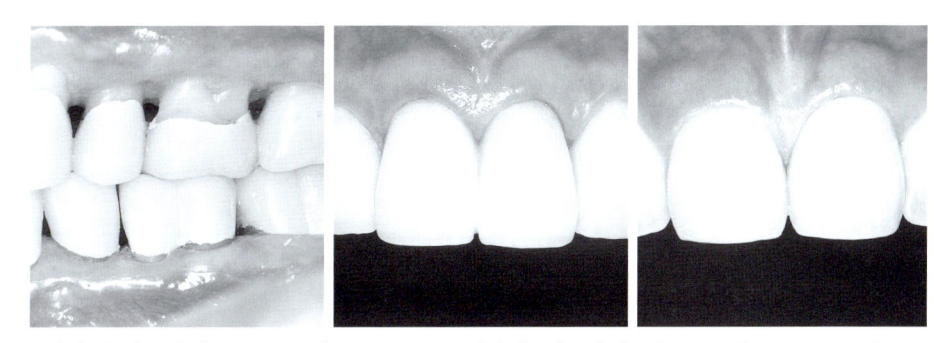

たかがプロビジョナルレストレーション，されどプロビジョナルレストレーション！

⑤ 少数歯修復でのコンサルテーション

■ 歯科技工士によるコンサルテーション

　実際に製作する立場の歯科技工士が補綴物について説明することは，患者さんにとっても，率直にさまざまなリクエストができると考えています．医院にとっては，補綴についての知識が十分にある歯科技工士が説明するという安心感に加え，受付，担当歯科衛生士に加えてさらに患者さんに寄り添う人材が増えるというメリットもあります．

　歯科技工士には，「いつも自分が補綴物を入れるときのことを考えて患者さんに接しなさい．そして，単なる物づくりという発想ではなく，患者さんの崩壊した心も再構築していくという気持で補綴物を作りなさい」と言っています．

　とかく，「モノ」としか向き合わない傾向になる歯科技工士ですが，患者さんと直に接することで，いろいろな質問やリクエストに応える時間を通して自然に優しい気持も生まれることでしょう．患者さんの表情や雰囲気を思い浮かべながら，課題を一つひとつ解決していきながら製作していくことは，仕事のやりがいにも通じると思っています．

　デモ用最終補綴物を見せながら，そのメリットとデメリットをわかりやすい言葉でお話し，最終プロビジョナルレストレーションと患者さんの補綴物に対する評価が一致しているかどうかを再確認していきます．相違があれば，その時点で，患者さんが満足するまで修正を繰り返します．

　当院では，前述したように前歯部から小臼歯部は，納得していただければ，できるだけオールセラミックスやメタルボンドのような白い補綴物を選択していただくことを目標にしています．

■ 1歯の修復症例でのコンサルテーション

　修復物のコンサルテーションの詳細は，近未来に発行予定の臨床編で述べることとし，ここでは小臼歯についてのコンサルテーションを具体的に示してみましょう．

　たとえば，メタルインレーの再製が必要とされている場合，ご自身の口腔内写真やＸ線写真を提示し，やりかえが必要な理由を理解していただきます．

　その次には，どのような方法で，どのような修復物を装置するのかを，当院オリジナルリーフレットやビデオで説明します．そして，「当院では，笑ったときに見える範囲の歯については，金属による詰め物はお勧めしておりません」「白い詰め物にもいろいろな種類がありますが，できるだけ年月がたっても変化の少ない物を選択したいと考えています」などというようにお話します．

「変化が少ないくらいですから,堅いのは事実ですが,それでも破折しないわけではありません.けれども,メインテナンスに応じていて,10年以内ならこちらでやり変えますから,心配しないでください」などと説明し,それぞれのデモ用修復物を提示して,実際に見て,触っていただきます.

患者さんに窩洞形成前後を鏡で確認していただき,さらに印象採得後,仮封後の状態も見せるようにしています.「仮に薬を詰めていますので,最初は冷たい物や熱い物に多少違和感を生ずるかもしれません.しかし,最終の詰め物が入ればよくなりますから心配しないでください」などという注意事項を,歯科衛生士や受付からも説明します.

次回来院時には,まず受付でトラブルがなかったかどうかを必ず確認するようにします.これは,多くの患者さんがいるなかで,担当でもない受付が,常に患者さんの立場を考えている歯科医院であることと,自分のことを覚えていてくれたのだという印象を与えたいからです.

そして,診療室に入っていただいたら,まず担当歯科衛生士,担当歯科技工士が,トラブルがなかったかどうかをもう一度確認するようにしています.

歯科技工士は,最終修復物を見せて,触れてもらって,再度説明します.形成窩洞が大きい場合は,セット前の口腔内を再度見せて,起こりうるトラブルについても再度説明し,試適時の口腔内の状態,X線写真を示します.

その後にセットしますが,セット後の口腔内の状態,X線写真も見せて確認していただき,治療を終了します.その後,受付で,本日の治療内容とそれに伴うトラブルが発生した場合の対応と次回治療内容を説明し,次回アポイントをとって帰宅していただくようにしています.

このような,多重的なチームアプローチを施すことで,患者さんには繰り返して説明することができ,より理解していただけるコンサルテーションとなると考えています.

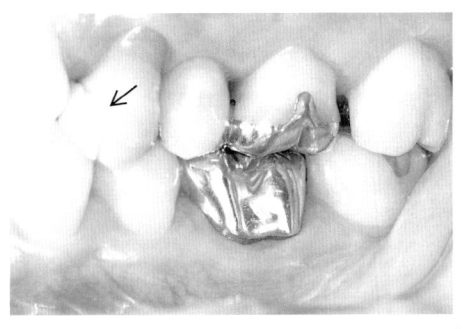

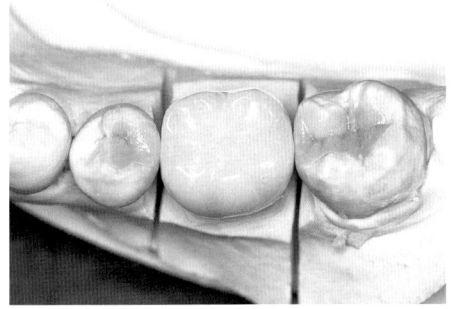

かつては適合のよいメタルインレーや硬質レジン前装冠で対応していましたが,最近は臼歯部であっても,審美的修復を希望されます.現在において,田舎の患者さんでも臼歯部は,ほとんど「白いもの」を選択します.←はオリジナル前装インレー.

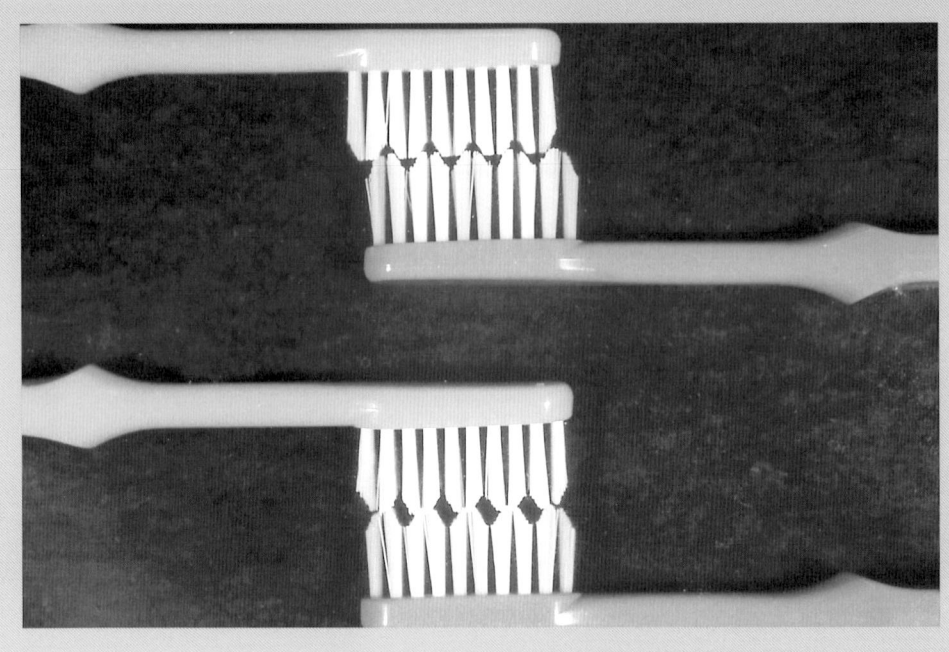

歯周治療には，
セルフケアが必須であり，
患医の協力なしにはなしえない

第4章 歯周治療の場合

　歯周治療の最終ゴールは，疾病を取り除くことに加え，喪失した組織の機能と形態を回復させることです．これを広義に解釈すれば，インプラントは，喪失した歯の形態と機能を回復させることがほぼ可能なので，歯周治療の一つのオプションに加えられているのでしょう．

　歯根膜が部分的に破壊された歯周病罹患歯の再生と，インプラント埋入部位の環境を整えるための骨・軟組織の再生とは，歴然とした違いを認めます．手技としては，組織メカニズムから考慮すれば，歯の支持組織となるように運命づけられた細胞が生き残っているため，再生させる可能性が大いに期待できる歯周病罹患歯の再生のほうが容易なはずです．

　ところが，筆者の臨床においては，ある種の機械的バリアを用いて骨欠損部を物理的に密封した状態での，骨組織を再生させることのほうがより容易です．したがって，理論的には簡単ではあるものの，思いどおりにコントロールできないじゃじゃ馬的な歯周組織を再生させることに魅力を感じます．

　つまり，筆者の歯科医療の原点は，歯周病のスペシャリストを目指していたこともあり，現在も，歯周病罹患歯においては可能なかぎりの保存を究極的な目標としています．

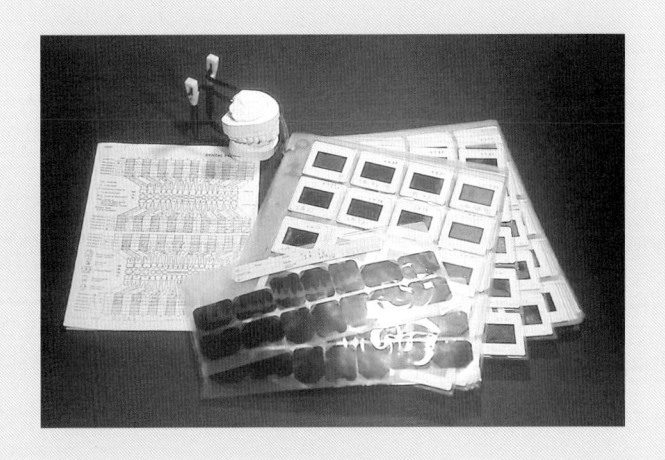

1 歯周治療でのコンサルテーション

ペリオのコンサルテーションはやさしい！

　エンドのコンサルテーションより，ある意味ではペリオのコンサルテーションは容易です．なぜなら，最初に行うべき基本治療で大半の鍵を握るのは患者さんだからです．そして，術者の技量の巧拙があからさまになるエンドや支台築造，プロビジョナルレストレーションとは違って，指導者，観察者でいることもできますし，ベテランの歯科衛生士が助けてくれるかもしれないからです．

　一方で困難なことは，患者さんがセルフケアをきちんとしてくれないと，いつまでも治らないので，自らすべきことを理解してもらい，技術援助をして，磨けるようになってもらわなくてはならないという点です．理解してお金をはらってもらえればよいエンドや修復でのコンサルテーションとは，治療に対する患者さんの協力，役割の重要度が大きく違うのです．

　そして，いったん身についたかと思えたセルフケアも，治療の途中で中だるみが生じたり，終了後の長い経過のうちに，多くは好ましくない方に変化していくので，来院ごとに患者さんのモチベーションをあげ，励ますという繰り返しが必要です．

　多くの医院では歯科衛生士がこの主体を担い，歯科医師が行うことは少ないと思われますが，医院の開設時にしっかりとその土台を作っておかなくては，歯科衛生士に任せるということもできませんし，不幸にして，スタッフが一挙に入れ替わるというような事態が生じたときにはお手上げになってしまいます．

　若い先生で，患者さんが少ない，歯科衛生士がいないといった状況なら，自ら歯周基本治療に取り組んでください．まずはお金から離れて，患者さんの健康を願う純粋な気持コンサルテーションにより，良好な関係を築いてください．
「急がば廻れ」です．

何をどのように説明するのか

　ペリオのコンサルテーションは，まず健康な歯周組織が，どのような状態であるかを説明することから始めます．

　しかし，歯周組織のメカニズムは，歯科学生であっても正確に理解することは困難で，それを全くの素人に，ほんのわずかな時間で説明して理解させようということ事態，無理であると考えています．そこで，理解していただくための工夫が求められるわけです．

　まずは，基本的に，1歯単位の正常像と異常像のX線写真を比較しながら，患者さんの歯周病罹患歯がどの程度の病態にあたるのか，そしてその状態がどのようになっているのかを見ていただきます．

これについての詳細は，近未来発行の臨床編で述べる予定ですが，当院でかつてから行っている方法の一端を以下，紹介してみます．

準備すべき資料については後述します．

X線写真での説明

まずX線写真を用いて説明します．患者さんの口腔内において，歯周病が一番進行している歯，あるいは主訴の歯を選択します．その歯と同側同名歯の健全像を対比させて，その違いを説明します．

まず健康な人のX線写真を見せ，注目点について図を描きながら簡単に説明します．その後，ご本人のX線写真を提示して，「健康な人と比べて，○○さんのは，どこが，どのように，違うのかおわかりですか？」と質問して，患者さん自身が，違いを見て，考えて，感じとっていただくようにガイディングしていきます．具体的に対比することで，ほとんどの患者さんは，その違いを容易に理解できます．さらに，立体的模型でも，正常と異常を比較して，その違いを見て，触れてもらって（骨縁下欠損が存在する場合は，それに類似した模型の欠損を探針で触ってもらう），理解，納得していただきます．

歯牙単位でご自身の状態が理解できたところで，歯周組織検査表と14枚法X線写真と口腔内写真で，正常像と比較しながら全体像について比較します．

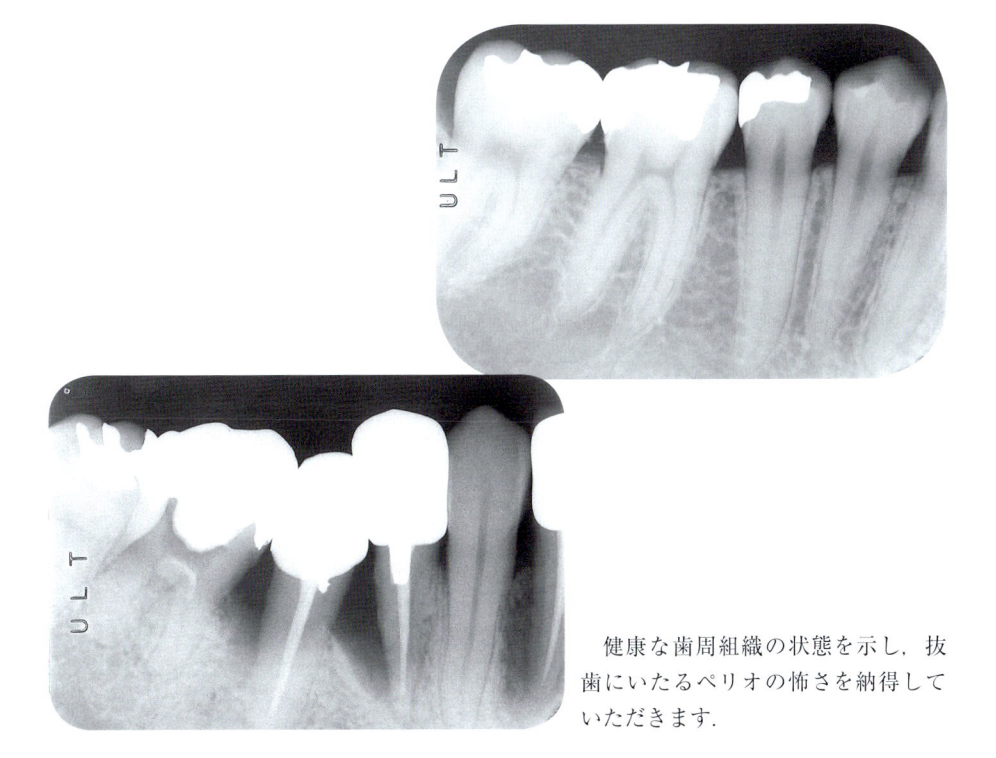

健康な歯周組織の状態を示し，抜歯にいたるペリオの怖さを納得していただきます．

② 患者さんの役割について

▎歯周治療ではセルフケアが必要

　患者さんが単に病態の説明を理解しただけでは，歯周治療の場合はコンサルテーションの成功にはなりません．歯周治療では，患者さんがご自身の役割をしっかり果たしていただけないと治癒は望めないからです．

　とはいえ，まずは歯周病を理解していただくことがスタートになります．そして，セルフケアの重要性の理解に導かなくてはならないのですが，ここでは，前項とは違うアプローチ法を述べてみます．

　まず患者さん用につくられた歯周病についての本を患者さんに貸し出して，自宅で勉強してもらいます．単に貸し出すだけでは，患者さんも忙しいですから，本を読もうとはしません．そこで，「あなたのこの歯は，（読んでもらいたい章を示して），このように治療していきたいと考えています．ここだけでよいので，次回までに必ず目を通してきてください．読んできたかどうかテストしますからね！　合格点がとれなければ，歯を残すことはできません．抜歯になります．まあ，これは冗談ですけれど，歯周治療は私たちだけで治すことはできない，患者さんと共同して治療していかなければ，絶対によくはならない病気です．われわれも頑張りますから，○○さんも頑張ってください，お願いします」と最後は拝みたおします．

　ここで使う場合，難しい本ではだめですから，くれぐれも注意してください．絵本タイプが一番効果があると思います．

　次に，患者説明用DVDを貸し出して，自宅で見て勉強していただくようにしています．このほうが，本よりも効果があることもままあります．

　このようにしても勉強してこない私のようなタイプの人には，診療台に座ってもらってから，治療の合間か，あるいは「勉強用」のアポイントをとって，強制的に本とビデオを見せながら，質疑応答形式で勉強させます．本当は，これが一番効果的なのですが，こんな患者さんばかりいたら，歯科医院はつぶれてしまいます．このように，さまざまな工夫をして患者さんの教育をすることが，歯周治療には必要不可欠です．

　皆さんも，学生時代に「勉強しなさい」と親に言われて，渋々ながら勉強を始めたという経験があると思います．その当時を思い出してみて，どうしたら自分で進んで勉強するのかを考えてみて，その答えを患者さんに応用してください．

　指導する側，される側，それぞれにさまざまな対応があって，おもしろいと思います．成功したら，その対応法を周囲にフィードバックしてください．皆さん仲よくして，歯科界を盛り上げましょう！

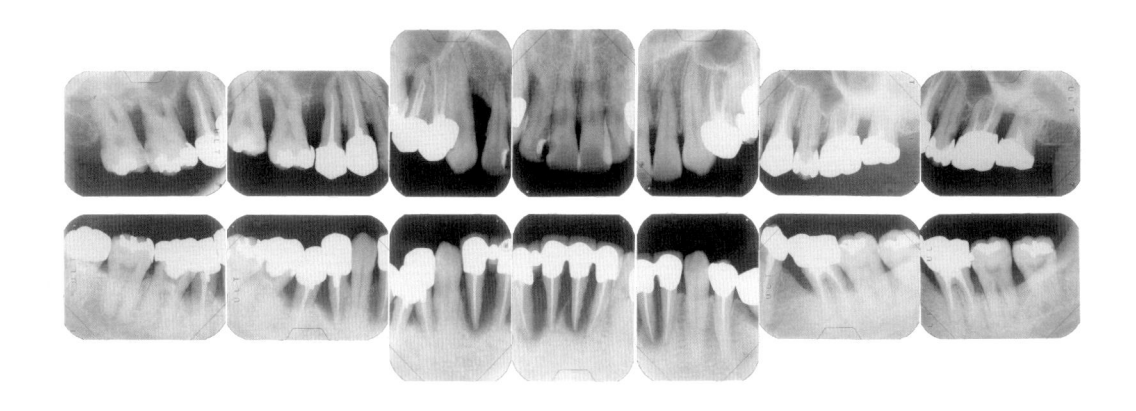

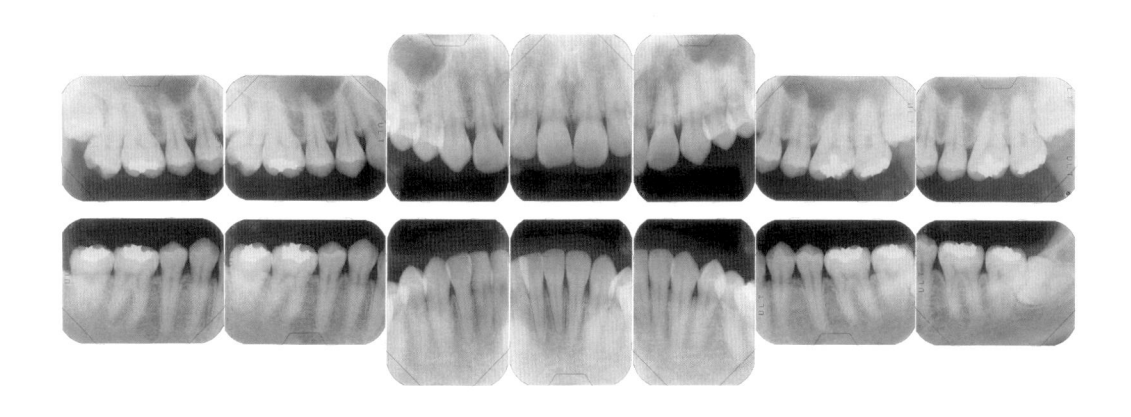

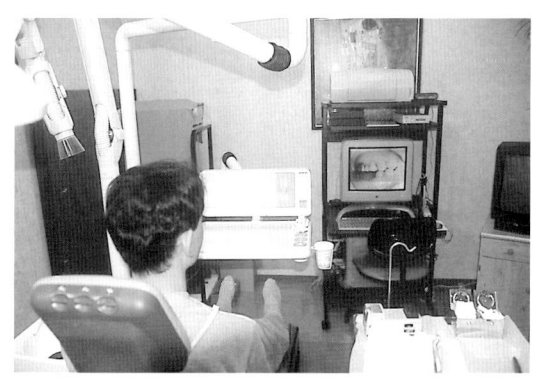

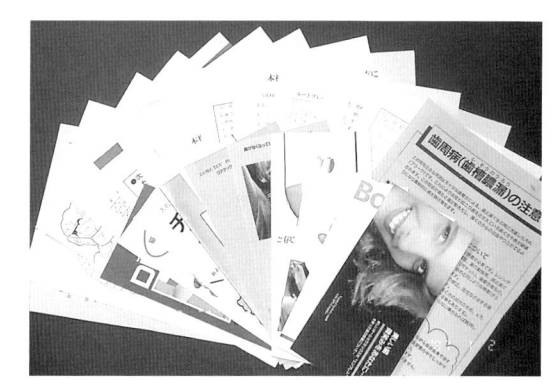

まずはX線で，正常とは違うことを発見し，学習してもらいます．

「あなたは，健康な人とどこが違いますか？」

これを理解していただくためには，さまざまなツールが必要です．

3 どんな資料が必要か

準備する資料

　当院で歯周治療を行う患者さんから収集する最低限必要な資料は，初診時14枚法X線写真，CT，フルカットの口腔内写真，咬合状態のビデオ，咬合器に付着した現在の口腔内模型，歯周精密検査結果（最低6点法ポケット測定，プロービング時の出血，動揺度検査，プラーク付着状況，根分岐部病変の検査，付着歯肉の検査，小帯の検査，咬合関係の検査，プラークリテンションファクターの検査など）です．

　一方，コンサルテーションに使用する資料としては，健康な患者さん，中等度，重度歯周病の患者さんの初診時および治療終了後，リコール時の14枚法のX線写真，CT，口腔内写真，歯周精密検査表を準備します．咬合状態のビデオも，健康な患者さん，中等度歯周病，重度歯周病のそれぞれの初診時および治療終了後，リコール時のものを準備します．

　これらは，当該の患者さんの状態と比較することで，自身との違いを理解してもらうことや，治療の目標設定のために使用します．詳しい内容は，近未来発行予定の臨床編で具体的に述べることにします．

　次に，「歯周組織とは？」というオリジナルリーフレットと，デモ用の歯周組織の図を描いた書き込み用紙，デモ用ソフトです．これは，歯周組織がどのようなもので，歯周病では，その歯周組織がどのように変化するのか，治療したら破壊された歯周組織がどのように回復するのかなどを理解して納得していただくために必要な資料です．

　そして，全顎的治療を施した症例の初診時からメインテナンスまでを組んだ資料，いままでに雑誌で発表された歯周治療に対する論文の別刷（歯科衛生士，歯科技工士の分も含む．自院のものがなければ，適当なものをピックアップしておくとよい）などがあれば，これらを用いてのコンサルテーションは，治療に対する信頼性，永続性，確実性を得る効果が期待できます．

　デモ用の骨欠損がわかる模型，歯周外科用の模型，実際の歯周外科手術を録画したビデオなども準備しておきます．これらは，歯周外科手術の実際を見てもらうことで，どのようなことをするのかを理解していただくためのものです．

　そして，患者さん個人用に作成した治療計画書，料金表，オリジナル治療ステップファイル，担当歯科衛生士が作成した治療ステップファイルなどです．

　結構膨大なものですが，いったん作ってしまえば，必要に応じて取り出すだけなので，システムを整えてしまえば，あとは個々の患者さんの資料整備だけでよいので，気の遠くなるようなことはありません．

患者さんに与える情報は，できるだけ多いほうがよいと考えていますが，一度に多くの情報を与えることは，患者さんの混乱を招くことになり，効果は期待できません．つまり，それら情報をいかに伝えるか，われわれのプレゼンテーション能力が最後には必要になるため，そのためのオリジナリティが重要であると考えています．最初から全部でなくてもよいので，こつこつと資料を丹念にとりためて，それをプレゼンテーション用に整備していくことが大事なのです．

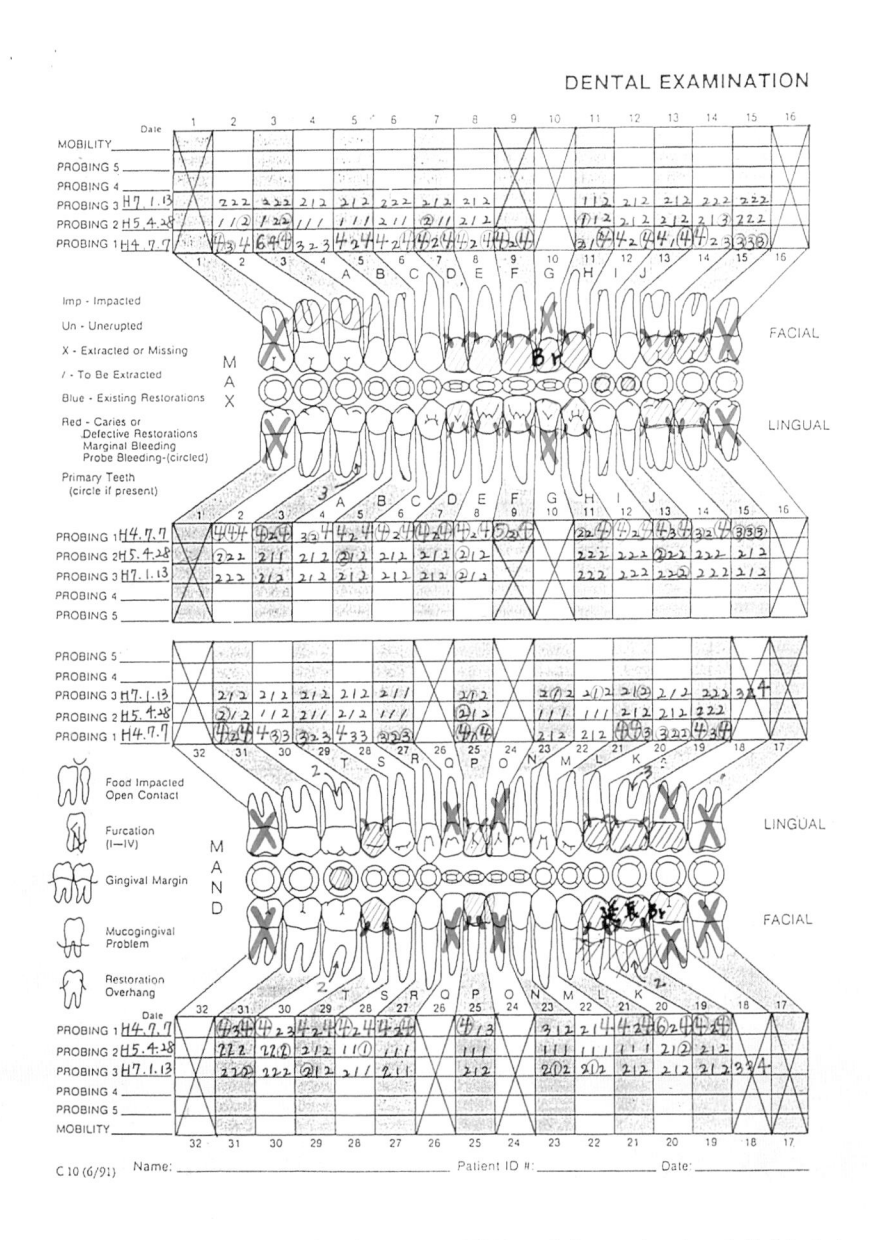

検査表も，必ず患者さんにお見せするので，理解してもらいやすいものを作成します．

4 いつ・どこで・誰が行うのか

まず，大まかな治療計画を歯科医師が話しておく

　歯周治療のコンサルテーションのために収集したさまざまな資料をもとに，治療計画書を歯科医師が作成します．当院の場合，その計画書について，まず歯科医師から，担当歯科衛生士や歯科技工士に詳しく説明します．その後に担当歯科衛生士が，受付やほかのスタッフに大まかに説明します．

　患者さんには，治療計画書を作成する前に，主訴への対応をしながら，歯科医師が大まかな計画を話しておきます．これをしておかないと，治療計画書の詳細な説明をしても，理解が及ばないことが多いからです．つまり，予備知識として，事前におおよそのお話をしておくほうが，患者さんも心の準備ができ，また洗脳する効果？もねらっているためです．そのような下準備の段階を経てのち，担当歯科衛生士がメインになって説明していきます．

　もちろん，このようなシステムができる前は，筆者自身が時間を作って（診療する時間を削って），すべての患者さんにコンサルテーションをしていましたが，やはり歯科医師の場合は治療時間を多くとりたいですし，コンサルテーションに割ける時間には限界がありますから，現在では，必要最小限のみ歯科医師が説明するように変化してきました．

コンサルテーションのための時間

　コンサルテーションをするための時間は，当院の昼休みは午後1時からですから，その1時間前，つまり可能なかぎり12時の予約にしていただくようにしています．その理由は，あらかじめ予定した時間より長くなってしまった場合にも，昼休みに喰い込むだけで，その担当者のみ昼休みの時間を変更すればよく，他の診療にその影響が及ばないからです．

　時間を気にすることなく，十分に患者さんと話し合うために，この時間帯を第一選択肢とし，第二選択肢としては，最終予約時間である18時からの1時間枠の予約を取っていただくようにしています．

　最初の全体的なコンサルテーションが終了したら，すべて終わりではなく，その後も，治療計画を変更していく場合もありますから，治療ステップごとにコンサルテーションを繰り返していきます．

　同様に，受付においてもその都度「今日，説明させていただいたことは，理解できましたか？　疑問な点があれば，遠慮せずにおっしゃってください」と内容を再確認しながら，受付でのコンサルテーションも施していきます．

　このように，一度だけではなく，数回に分けて，あらゆる分野からコンサルテーションを繰り返すことは，有効であると考えています．

1 歯から全顎へ

　若い先生方から，よく「全顎的な治療へのもって行き方がわからない．どうしたらよいのか？」と質問されるのですが，その答えは簡単で，前述のように，主訴の部位，あるいは骨欠損があるであろう部位のX線写真1枚が撮れさえすれば，「この1歯だけをとっても，正常像とはあきらかに違いがあることがわかりますよね．ほかの歯もこのような状態になっている可能性がありますから，全体的な検査をしてみましょう」と言って，全顎的な資料を収集することは，そう難しくないように思います．

　全顎での説明では，「この歯も，これも，これも，同じように悪い状態です」さらに「このまま放置すれば，まちがいなく，将来歯を抜くことになります．その後は，取りはずし式の入れ歯にするか，お金のかかるインプラントになりますよ」というように，多少，大げさに説明します．

　当院の場合，ほとんどの患者さんは，全顎的な治療を希望します．

　まず，主訴の歯，あるいはそれがカリエス処置であればその他のもう1枚のX線写真で，1歯について確実に理解，納得させることができれば，まずはブロックごと，そして全顎的にコンサルテーションを繰り返し，治療を施していくことができるでしょう．

　こうした積み重ねをしていけば，あなたもペリオのスペシャリスト，少なくとも説明のみのスペシャリストにはなれると思います．

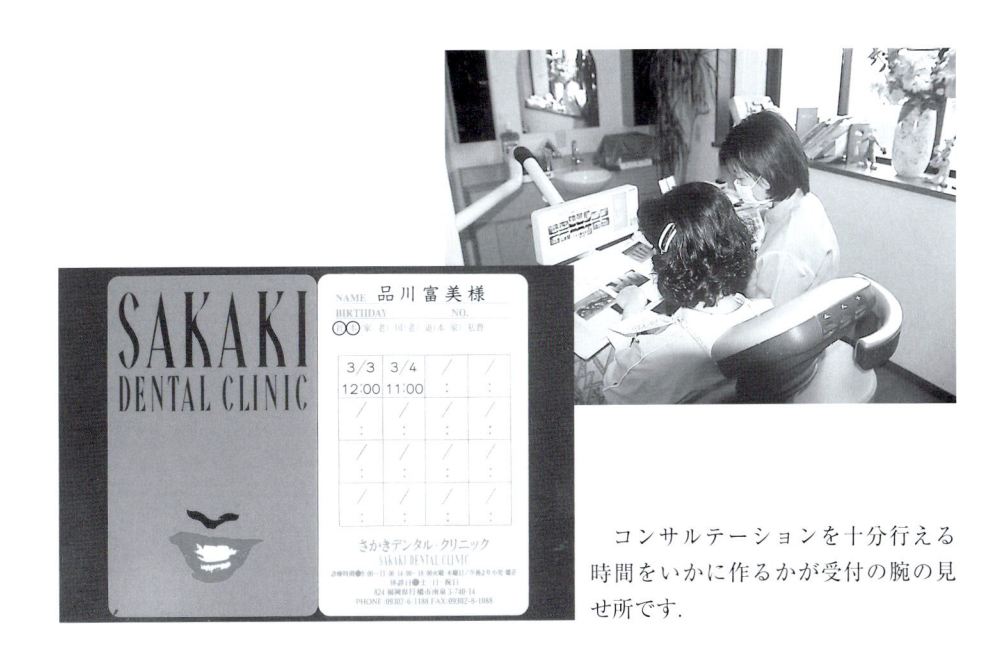

コンサルテーションを十分行える時間をいかに作るかが受付の腕の見せ所です．

⑤ 基本治療での情報収集と治療計画

■ 治療計画は変更されることもある

　初診時から2～3回のアポイントで，すべての資料を収集し，治療計画が立案できるような患者さんは，その治療自体も容易なことが多いように感じます．しかし，たとえすべての資料を収集したとしても，その歯を保存できるかどうかの判断に迷うことが多く，そのために確定的な治療計画を立案することができないこともあります．そうした場合には，仮の治療計画を立案し，基本治療を施しながら情報収集を続け，最初の治療計画を変更していくことになります．

　治療計画が立てられたケースでも，患者さんのセルフケアの状況，組織の反応性の良否などにより，基本治療中に口腔内はさまざまに変化していき，思いがけない結果を生ずる場合もあります．ですから，不確定要素については，前もって患者さんに，「この部位のこの歯は，少し治療が進んでから最終判断させてください．その結果によって計画が大きく変化するかもしれません．場合によっては，残すことができないという判断になるかもしれません．精一杯の努力はしますので，がっかりしないでください」などというように，変更のありうることをお伝えしておきます．

　最終的な治療計画は，基本治療終了後かあるいは確定的治療終了後に再度立案しなおすことを説明しておきます．このことはとても重要で，あいまいで気休め的な言葉ほど患者さんは不思議と記憶していますから，安易に「残せるかもしれない」ではなく，はっきりと「現時点では判断できませんが，治療を進めていけば自ずとはっきりしますから，その時点で判断させてください」と，その過程でも繰り返してお話しします．そのようにしておけば，「時間がかかって，結局抜歯ですか……」というような嫌味を言われることはないでしょう．

　わからなければ，わからないと言う，嘘をつくことなく，正直に対応することが歯科治療では必要であり，それが患者さんとの信頼関係を生み，その結果，コンサルテーションの成功につながると考えています．

■ どんな技量が必要か

　患者さんに見せて，触らせて，理解させるテクニックが，歯周治療では特に必要であると考えています．たとえば，歯周病で抜歯しなければならないような歯の場合，抜歯してみると，歯根には歯石が密着しています．

　それをまず患者さんに見ていただき，「この歯だけに歯石がついているわけではありません．ほかの歯も歯肉に覆われていて見えないだけで，必ず歯石がついていますから，調べて取っていきましょう．そうしないとこの歯のように抜歯になるかもしれません」……．

このようにお話して，次に抜去歯の歯石を如何にも取れにくそうに（実際にも取り除くのは困難です！）取ってみせます．次に患者さん自身にも試してもらって，硬い歯肉縁下の歯石を取り除くことがいかに難しいかを体験していただきます．

　歯ぐきがある状態での歯石除去には限界があるため，歯ぐきを開いて取り除かなければならない場合のあることも，ここで理解していただくようにしています．そして骨欠損を再現したデモ用模型を見せて，触っていただき，実際の外科時に行う器具操作を見せます．さらに，その実際をビデオで見せて，術後とメインテナンス時の歯周組織を経過観察させることで，患者さん自身も治療に参加しなければ，歯周治療の成功はありえないことを説明していきます．

　プラークコントロールに関しても，模型ではなく，その時点での患者さん自身の模型を作製して，その模型上で指導してくことで，現時点での状況を把握しやすく，治療に対する変化も理解しやすいと考えています．

　当院で治療したほかの患者さんの外科時のビデオや術前，術後のX線写真なども，強制的ではありませんが，患者さんが望めば必ずお見せして，説明します．

　特別なテクニックを用いているわけではなく，これまで行ってきた治療を，素直に，嘘をつくことなく，見ていただけるように準備しておくことが大切なのだと思ってやっています．

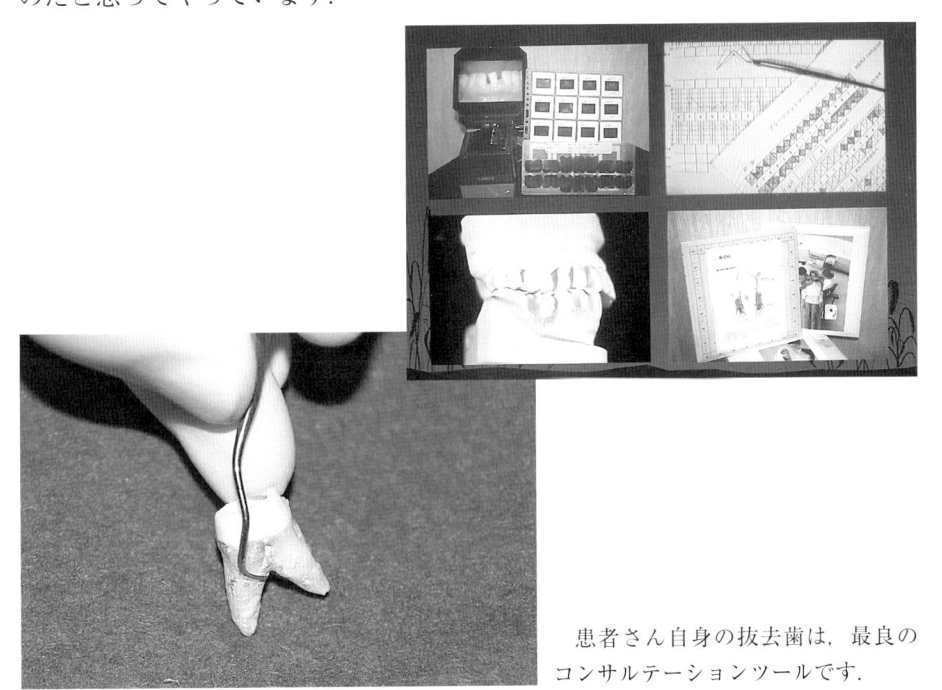

患者さん自身の抜去歯は，最良のコンサルテーションツールです．

6 ケースによる違い

歯周病の症状が歯肉表面に現れていない場合

　骨縁下欠損は認められないものの，歯周ポケットが深く，歯肉も厚くて歯周病の症状が歯肉表面に現れにくい患者さんの歯周治療に対するコンサルテーションは，その状態を理解させるために，とても苦労します．

　けれども，歯肉の炎症や骨の吸収はどこかの部位かに必ず存在しますから，そこを見逃さずに，前述したように，正常像と比較しながら，繰り返しそして半強制的に気長に説明していかなければならないと考えています．

　同様な症状の患者さんのデータと比較しながら，そのまま放置して最も悪化した症例と，改善傾向を認め安定傾向にある長期経過症例での治療結果を提示しながら，その治療を施した過程についてお話しすることが一番効果的です．

　このような場合は，それぞれのデータを正確に比較検討しながら，数値で示していかないと，患者さんは理解できないとも考えています．CTを撮影して，その内面像と健康な歯周組織のCT像を比較することが一番理解していただきやすいようです．今後，歯周治療においてCTの活用を多く目にすることはまちがいありません．

歯周外科が必要な場合

　「なぜ，そんなことをしないといけないの？」という質問をよく耳にすると思います．そうした質問には，前述したように，現在の病態がどのようであるのかを，まず理解してもらわなければなりません．

　ここでも，同様な骨縁下欠損に治療を施した症例（X線写真，CT，口腔内写真，ビデオなど）と比較しながら，コンサルテーションを行います．同時に，一番深い骨縁下欠損をまず治療していき，その過程を記録して，見ていただきます．さらに他の症例とも比較することで，より現実味がわき，興味を示して治療に積極的に参加してくると思われます．

　患者さんにとって，歯周外科は，痛くてできれば避けたい処置の一つでしょう．それを，十分納得して応じていただくためには，歯周病罹患歯は，そんなに容易に改善しないこと，歯科医師や歯科衛生士だけにお任せではだめなこと，患者さん自身も積極的に治療に参加しなければ改善しないこと，定期的なメインテナンスが必要なこと，重度になればなるほどほぼ一生的なお付き合いをしなければならないことなどを，一つひとつ実例を示しながら，繰り返し，わかりやすい言葉で，根気よく，くどすぎるほどに模型や道具，材料を見せて，触っていただきながら理解させていくことが重要です．

再生療法

再生療法のほとんどが，自費診療（症例により，材料に制限はあるが保険診療も可能な場合もある）になるために，たとえ治療結果がよくても，患者さんとの信頼関係に溝が入れば，すべては失敗であると考えています．

そこで，歯科医師が時間とお金をつぎ込んで習得した再生療法をまずアピールすることが必要です．

アピール法の一つとしては，研修会の修了書を提示することです（いまでは，多くの歯科医院の診療室や受付，あるいは待合室の壁にかけられていますが……）．現在は海外研修も多く存在するため，そこに参加してまで患者さんのために尽くしたい，歯周組織を再生したいのだという歯科医師のロマンをしっかりとアピールするべきです．

また患者さんは，インターネットから再生に関する多くの情報を得ています．しかしわれわれは，この道のプロフェッションですから，それ以上の知識を身につけていなければなりません．常に勉強して知識を蓄え，練習して技術を磨いておかなければならないのです．

しかし，それらを，専門用語や専門的なテクニックでいくら説明しても，患者さんには納得していただけないと考えています．ここまで再三述べてきたように，わかりやすい言葉で表現しなければならないのですが，そのためには自分自身の深い理解がなければ，適切な言葉は出てこないのではないのでしょうか．

また，うまくいくことばかりではなく，それに伴うトラブルについても正直に説明しなければなりません．さらに，その状態を長期的に維持するためには，メインテナンスが必須であることもお話しておく必要があります．

最後には，費用についても詳しくコンサルテーションしなければなりません．まず，保険診療ではこの治療はできないということをしっかり認識していただく必要があります．保険診療と切り離して理解していただかないと，患者さんは保険診療でもできることを，お金もうけのために自費診療にしているのではないかと，勘違いしてしまうこともあります．

使う材料一つひとつの料金と再治療における料金も含めて，トータルな料金表を提示して，説明しておかなければなりません．

これらのことすべてに納得していただけたのち，治療誓約書や治療承諾書にサインをいただき，治療を開始するシステムが，現在の世の中においては必要であると思われます．

補綴を伴う場合

　歯周病罹患歯はそのほとんどが骨吸収を伴っており，いくら再生療法を施したところで，歯周組織を健全な状態まで完全に回復することは現在では不可能であると考えています．そのため，罹患歯単独では，長期的に咬合力に耐えることはできないので，健全な両隣在歯に助けを求めざるをえず，補綴治療が必要な場合がほとんどです．

　まず，補綴しなければならない理由を理解していただかなければなりません．また，補綴する範囲をできるだけ少なくするためには，場合によってはインプラントが必要になるということも同時にお話しておく必要があります．

　それに伴い，咬合力をコントロールしなければ，改善した歯周組織の健康を長期的に維持安定させることは不可能であることも理解していただかなければなりません．

　症例によりますが，補綴をするとなると，歯髄や健全エナメル質を犠牲にしなければならないことを理解してもらえていないと，「きれいな歯を削られて，つないだ」という言葉が患者さんから出てくるでしょう．

　したがって，初回のコンサルテーション時においても，これらのことを含んだ説明が必要であり，テンポラリークラウンの時点，プロビジョナルレストレーションの段階，最終印象前のそれぞれに繰り返しコンサルテーションを行わなければ，理解することは困難ではないかと考えています．さらに，補綴治療を施したために起こりうるデメリット，つまり連結固定を伴うためのプラークコントロールの困難さや，カリエス，歯根破折，脱離，破損などについても理解していただければ，治療，メインテナンスともにうまくいくのではないでしょうか．

　修復物自体に対するコンサルテーションは，前述したように，一つひとつメリット，デメリットを詳しくお話して，その集合体であるフルマウスの連結固定まで含めて説明しなければなりません．もちろん再治療における費用も含めてお話することは言うまでもありません．

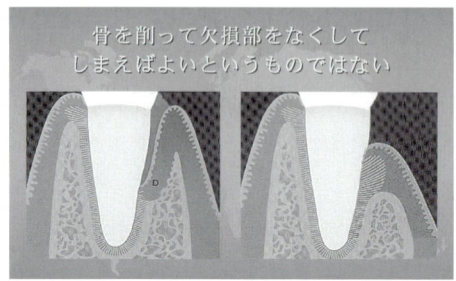

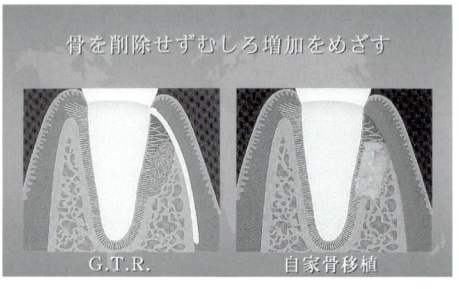

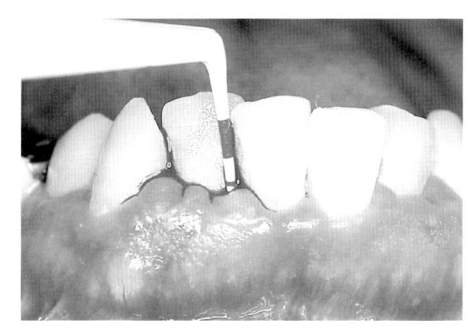

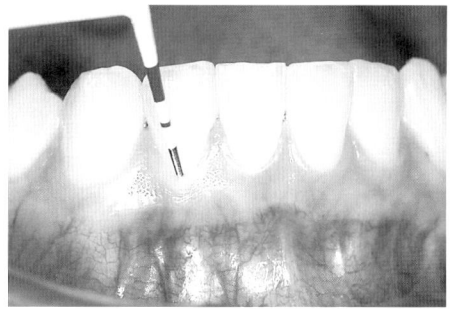

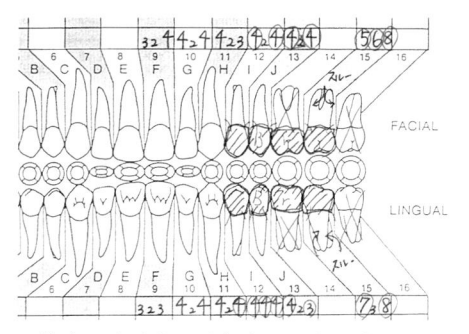

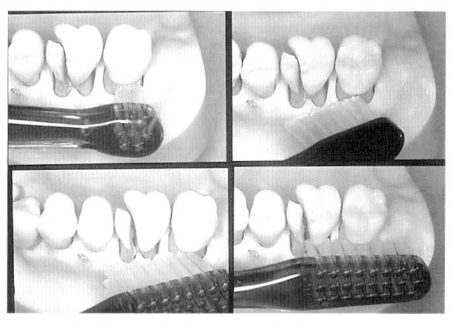

検査の意味もよく伝えるべきです．セルフケアの方法も，患者さんご自身の模型を使って説明すると，理解していただきやすいものです．

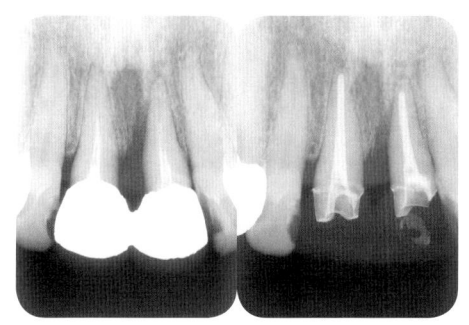

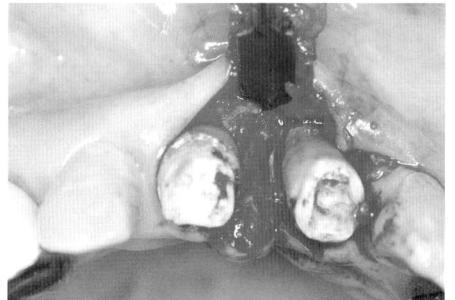

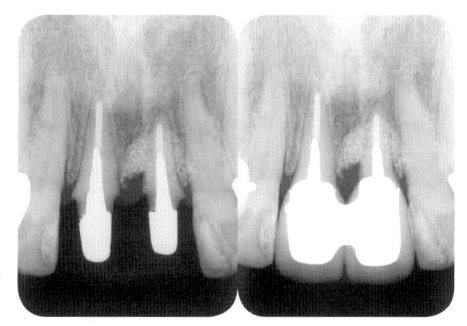

歯科医師の責務は，天然歯の保存であることを常に肝に銘じておかなければなりません．

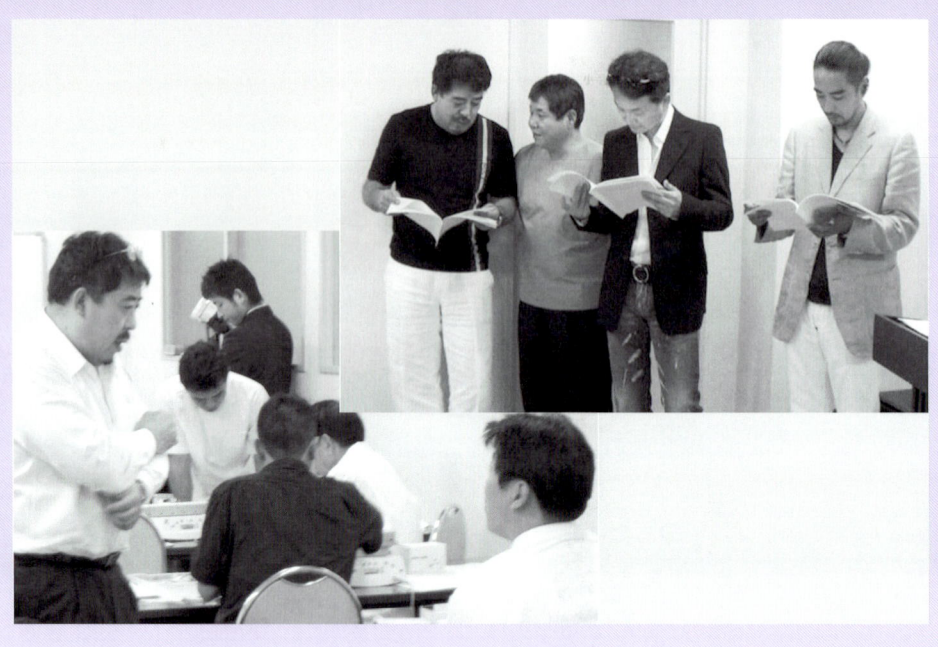

興味があるのはいつも未来！
日々，半歩でも前進

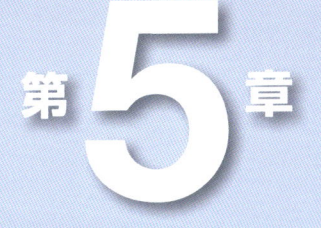

第5章 インプラント治療の場合

　現在，患者さんの歯科治療に対する要求は総じて高く，短視眼的にカリエスの治療と修復や，歯周組織の改善，インプラントの埋入などを行ったとしても，それらの結果が審美的でなければ，そして長い間健康な状態で維持されなければ，満足してくださらない場合が増えてきています．筆者が開業している田舎町でさえもそうなのです．

　こうした背景下において，また包括歯科診療における歯周病罹患歯に施した治療結果に生じたさまざまなトラブルを経験している筆者の診療において，インプラント治療はその予知性の高さのため，重要な一分野となっています．しかし，予知性の疑わしい歯周病罹患歯を抜歯したとしても，すべての欠損症例にインプラントが応用できるわけではないので，従来の補綴方法とインプラントのメリット，デメリットを考慮して，総合的な治療にどのように組み入れるかについては，慎重に行わなければならないと考えています．

　インプラントを残存歯列の中に組み込む場合は，予後に不安のある天然歯に対する治療とインプラント治療が，互いに支え合う形で長期的に安定するようにしなければなりません．「インプラントは全顎的な歯列崩壊を抑制するという目的で用いられる手段の一つ」という考えのもとに，日常臨床に導入しています．

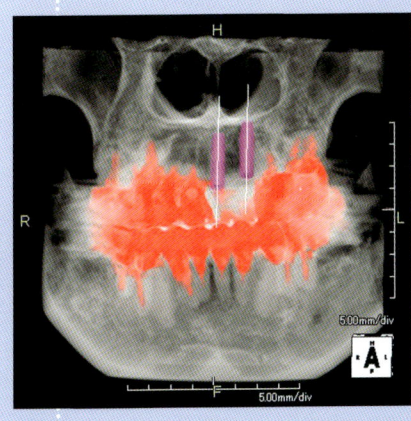

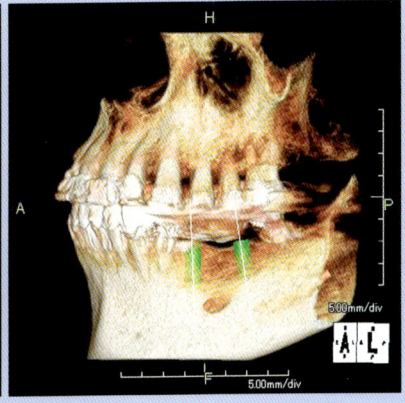

1 複雑な治療計画を理解してもらう

インプラント治療でコンサルテーションがいっそう大事なわけ

　近年，インプラント治療の進歩はめざましいものがあり，一般的な認知度も高まり，患者さんが要求するレベルもますます高くなっています．また，歯科関連の商業誌やさまざまな講演会の案内などを見ても，インプラント関連のテーマが取りあげられないことがないほどです．

　以前は，「昔のように噛めるようになりたい」「入れ歯は嫌だ」といった要求を満たせばよく，機能性の回復が主たる目的でした．しかし，いまの患者さんは，ただ噛めるだけでは満足せず，高い審美性を同時にクリアしないと納得してくれないため，術者の頭を悩ませる領域となっています．

　インプラント治療においてはすべてが自費診療であり，当院では，インプラント埋入部位のみの治療では，その後の責任がもてないため，全顎的に治療をしていただけない場合には，原則としてお断りしています．インプラントの対合歯や反対側の部位の整備ができない場合のインプラントは，トラブルを生じやすいと考えているため，これらの方針を患者さんに理解していただかなければなりません．

　患者さんの思いと歯科医師の思いのズレをできるかぎりなくすためには，インプラント治療だけではなく，全顎的な治療について十分なコンサルテーションを行い，そのなかにインプラント治療が存在することを理解していただかなくてはならないので，他のコンサルテーションよりもその重要度が高いと考えています．

メリットとデメリット

　インプラント治療におけるコンサルテーションのメリットは，前述したように，欠損部位のみのインプラント治療だけ希望の患者さんは基本的にお断りしているので，必然的に全顎的な治療に移行していくということです．

　とはいえ，いつも理想どおりにいくわけではありません．それでも，最低限，インプラント治療をする部位の対合歯および隣在歯の治療も含んだ治療計画を受け入れていただくことは，歯科医師のモラルとして必要ではないかと考えています．

　患者さんの多くは，インプラント治療に関しては，単純にインプラントを埋入すればすぐに補綴物が入ると思っています．

　そのような人には，「この歯は，どうして失うことになったのですか？　その原因を考えて対策を講じておかないと，またインプラントも同じように失ってしまいます．高いお金を出して治療して，すぐ悪くなってもよいのですか？」

と，最高の殺し文句を言えば，ほとんどの患者さんは，対合歯や隣在歯の診査・診断・治療について受け入れてくれるものです．

　現在の不況のなか，歯科界も同様ですが，だからといって，われわれ歯科医師が，目先の収入のみに目がくらんでは，一時的には経営が好転するかもしれませんが，決して将来性があるとは言えません．開業歯科医師は，ほとんどの場合，最初に開業した場所かその近辺で，一生歯科医療をしていくのですから，一時しのぎの治療では，早晩信頼を失うことになります．逆に言えば，その患者さんとできるだけ長く，良好なお付き合いができるような治療を考えて，それを確実に実行しさえすれば，将来にわたって，患者さんがいないと嘆くこともないでしょう．

　インプラントのメリットだけではなく，デメリットについても十分に説明しますから，怖くなって義歯に変更する患者さんもおられます．また，全顎的なことも含めて説明するため，時間的制約や個人的性格で，「なんかめんどくさいな」と治療をとりやめる患者さんもいらっしゃいます．さまざまな治療について，一つひとつ詳しく説明していかなければならないので，より時間がかかり，その伝え方が複雑で困難となること，全員がインプラント治療を受け入れるとは限らず，短期的にみた場合，時間をかけて準備し，コンサルテーションを行っても無駄になるということも，デメリットとも言えるでしょう．けれども，そのような人に無理やり納得させてインプラント治療を施しても，トラブルになる可能性が高いと思います．

　ただ，長期的にみれば，インプラント治療を受け入れなかった患者さんも，説明したことに不信感をもつわけではないので，義歯の治療で信頼感が深まり，より快適な口腔を求めるようになれば，将来，インプラントを考えることもあるし，全顎治療を見送った場合も，不便さを感じたときにはまた当院に戻ってきてくれると信じています．

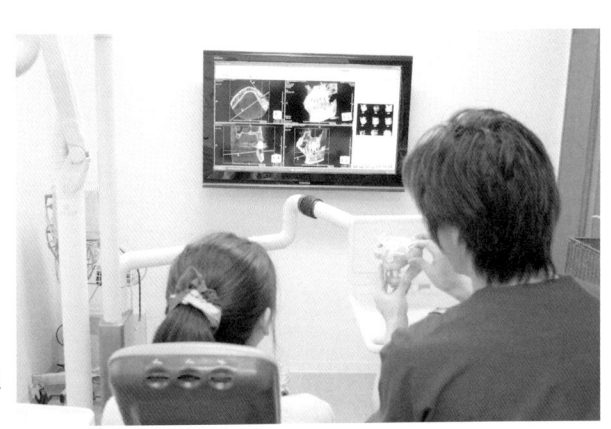

常に身内を治療しているという気持を忘れなければ，説明のプロになれます．

トラブルを見据えた対応

　また，いくら技術を身につけても，トラブルは防ぎようがありません．そのことを見据えたコンサルテーションが重要です．

　トラブル発生についても，あらかじめ対応法を話して理解してもらっていれば，患者さんも冷静にトラブルを受け止め，医院でもその際の対応がスムーズに行えます．

　治療開始時に，その後起こりうるトラブルについても説明し，納得のうえで治療法を選択したのであれば，それは将来の治療への啓蒙活動にもつながり，信頼関係が構築されていれば，トラブル発生がむしろ最善の治療法への移行のきっかけとなることも多いのです．すでに信頼関係が結ばれていますから，次の治療では，自費診療にスムーズに移行し，むしろ医院経営にもプラスになります．

　また現在は，テレビなどによる広告も可能で，そうしたことも一時的には効果的かもしれませんが，経費率や長期的な観点からみるとマイナスなような気がします．

　それよりも，決して100％はありえない歯科治療において，「咬み合わせの関係から，この歯周病を治療した条件の悪い歯には，普段の食事をするときの咬む力でさえ長期的にみれば悪影響を及ぼしそうです．そのため経過観察は必須ですが，長期的なメインテナンスのなかでは，もしかしたら歯根破折を起こすかもしれません．内の冠と外の冠の二重の冠でその対策をしていますが，もしトラブルを生じた場合は，両隣りの健康な歯を削らないためにも，インプラント治療が必要になると思います」と患者さんにお話しておいて，さらに「そのときのために，インプラント貯金をしておいてください」と冗談を言いながら（筆者は本気ですが！），メインテナンスのたびに，セルフケアの確認とこのような説明を繰り返していきます．

　そうすることで，患者さん自身も十分なセルフケアを行い，またきちんとメインテナンスにも通ってくれますし，もし説明したようなトラブルが生じたとしても，素直にそのことを受け止めてくれ，自身の臨床に対して嘘をつかないという紳士的な態度？が評判になり，患者さんも自費診療も自然と集まってくることにつながると考えています！

　コンサルテーションは，もちろん患者さんのために行うのですが，将来のトラブル防止，医院の好ましい評判といった，医院にとってのメリットも計りしれないと考えています．

スタッフ全員が患者さんの情報を共有する

　コンサルテーションは，担当歯科医師，担当歯科衛生士や歯科技工士のみが，できればよいというわけではありません．歯科医院のスタッフ全員が，患者さんにコンサルテーションできるようにシステムづくりをする必要があります．たとえば受付が，患者さんの簡単な質問にも答えられず，担当に答えを聞きに行ったとしたら，「受付だから，歯科の知識がないから，私の治療内容もわからないのだ」と思うのではないでしょうか？

　一方，受付が，「今日の手術は，痛くはなかったですか？　まだ，麻酔が効いていると思いますが，もし，麻酔が切れて，痛みや腫れがひどいときは，夜間でもこの番号に連絡してください．歯科医師が対応しますから，我慢なさらずにいつでもおかけください」．そして，「診療終了前に，お電話で外科後の様子をうかがいたいので，よろしければ携帯電話かご自宅のどちらかに電話をさしあげたいのですが……」などと，患者さんの治療内容を十分に把握して，安心感を与えるような会話ができればどうでしょう．すばらしいチームワークがとれている歯科医院だと思っていただけるのではないでしょうか？

　このような歯科医院が増えれば増えるほど筆者の医院の特徴がなくなりますが（そんな細かいことは言いません！），歯科界のレベルアップのための一つになるでしょう（筆者はこのような大きな心の持ち主です！）．

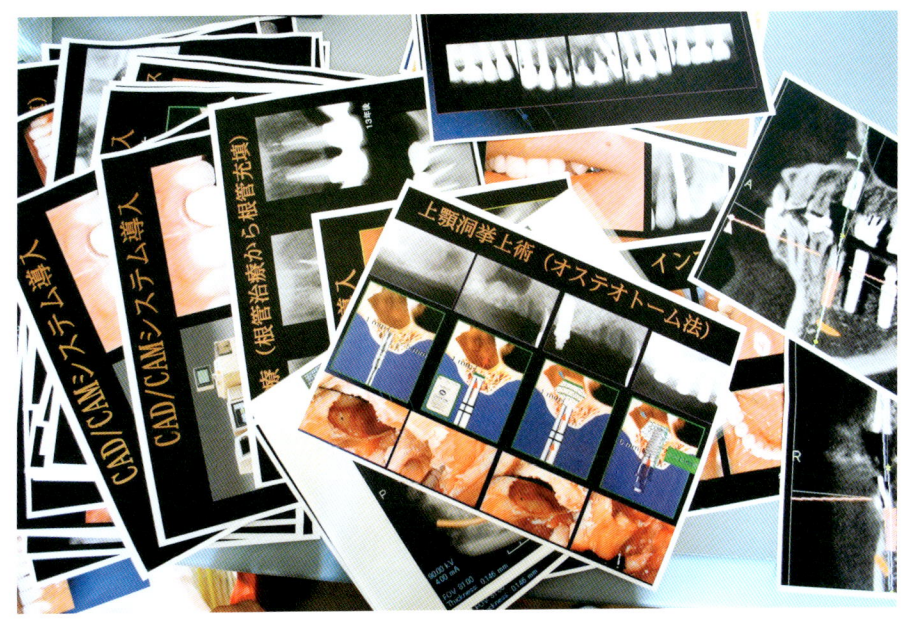

当院のオリジナルリーフレット．個々人の資料とこれを組み合わせて，治療用ファイルを作製しています．

② 治療内容とステップに応じた資料の提示

▌CT像は必須の資料

　現在のインプラント治療に関して，CT画像は，最重要な資料の一つではないかと考えています．そのCT画像の中にインプラントのダミーをはめ込んだものは，患者さんにとって一番理解しやすい説明のための資料でしょう．

　そのほかには，初診時14枚法X線写真，フルカットの口腔内写真，咬合状態のビデオ，現在の口腔内の模型，診断用ワックスアップ模型，歯周精密検査表です．

　コンサルテーションに使用する資料としては，健康な患者さん，治療予定と同部位にインプラント治療を施した患者さんの初診時および治療終了後，メインテナンス時の14枚法X線写真と口腔内写真と歯周精密検査表は，必ず準備します．

　また，咬合状態のビデオも，健康な患者さん，インプラント治療が終了した患者さんのそれぞれの初診時および治療終了後，リコール時のものを準備します．これらは，患者さんと一緒に見ながら，ご自身の状態との違いを理解してもらうことや治療の目標確認のために使用します．

　そのほかには，インプラントのパンフレット，インプラントの拡大模型（アバットメントを取りはずしできるもの），トラブルで撤去したインプラントとその上部構造，実際のインプラント外科手術を録画したビデオなどです．

　さらに，初診時からメインテナンスまでの全顎的治療を施した症例発表用に組んだもの（トラブルケースも含む），いままでに雑誌で発表したインプラント治療に対する論文の別刷（歯科衛生士，歯科技工士のものも含む）も用意します．

　そして，患者さん個人用に作成した治療計画書，料金表，オリジナル治療ステップファイル，各自歯科衛生士が作成した治療ステップファイルなどです．

▌インプラント治療に特有な資料

　ほとんどの治療において，コンサルテーションに使用する材料は，同じようなものですが，インプラント治療において特徴的なものは，上顎臼歯部の上顎洞を扱う場合と歯槽堤増大術を行う場合です．

　サイナスのついた顎模型と実習用のサイナスのついた模型，GBR用のデモ模型と実習用模型をそれぞれ用意して，実際に触れていただき，治療手順を実習用模型に施して見ていただきます．

　ここまですれば，患者さんも，その内容を理解しやすく，安心して治療を受け入れられるのではないかと考えています．

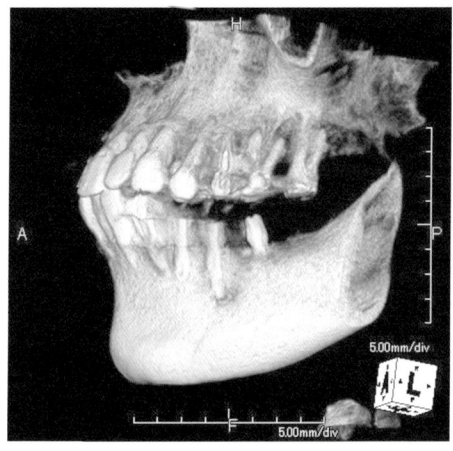

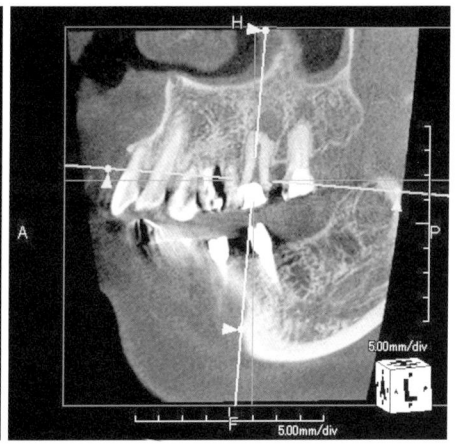

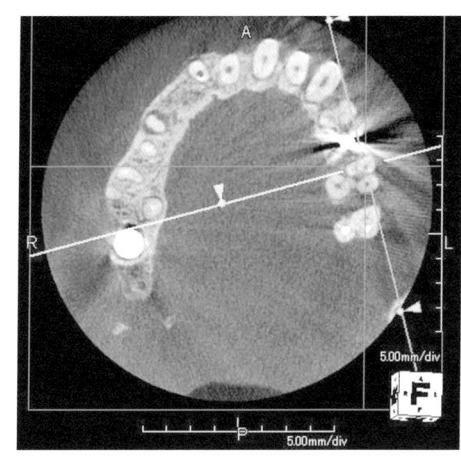

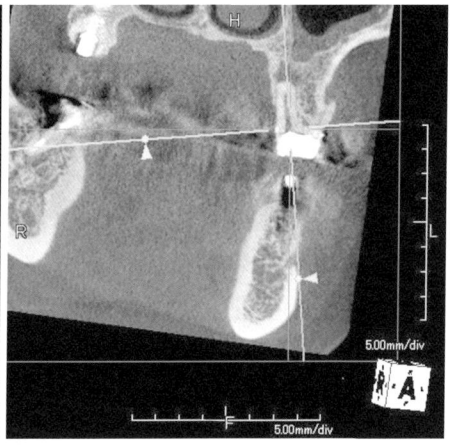

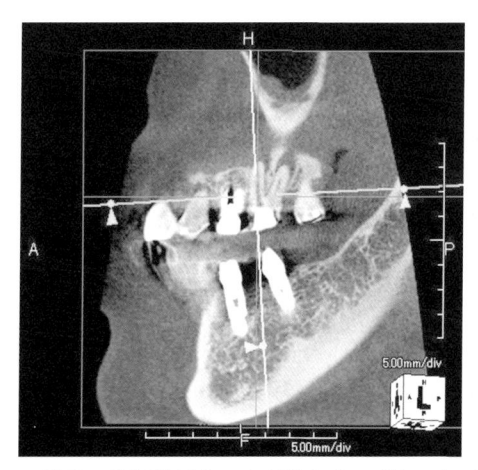

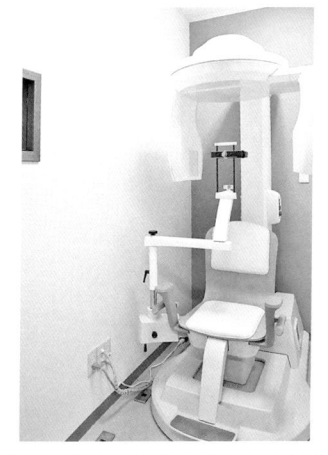

最新の診断機器も，ただ導入すればよいわけではなく，最良の診断機器となるか否かは，術者の技量しだいです．

いつ・どこで・誰が行うのか

　インプラント治療のコンサルテーションも，歯周治療同様，収集したさまざまな資料をもとに，治療計画書を（ここではインプラントの適応を勘違いさせないために若い歯科医師とともに）作成し，担当歯科衛生士に詳しく説明します．その後に担当衛生士が他のスタッフや受付にその概要を説明します．

　この治療計画書の内容をすぐに患者さんにお話しても，予備知識のない患者さんは，理解できないまま引いてしまいがちになります（本当は金額の大きさが理由かもしれませんが……）．そこで歯科医師が，治療計画書を作成するまでの主訴への対応時などに，大まかな治療の流れと治療方法，期間，費用などをプレコンサルテーションしておきます．つまり，予備知識として事前に治療計画の概要をお話しておけば，患者さんも当院の考え方に触れて考えることができます．また，治療期間，費用などに対する心の準備ができるため，コンサルテーション時には，一方的な説明ではなく，質問もできるでしょうし，実りの多い話し合いが可能となります．

　そして，コンサルテーション当日は，当院は個室形式をとっているため，診療室で，担当歯科衛生士と歯科技工士がメインになって説明し，若い歯科医師は，患者さんの後方で，息を殺して，耳をダンボのようにして聞くことになっています．その日の筆者はというと，「おかわりありませんか？」という挨拶と，「よく考えて決めてください」と言うのみで，静かに去って行きます．

　このようなシステムができる前は，筆者がすべての患者さんにコンサルテーションを施していました．しかし現在では，筆者のプレゼンテーション能力が低いとするベテラン歯科衛生士からの「必要最小限のみを説明するように……」という指示を守り，このような「変更させられたシステム」で対応しています．

　そして，コンサルテーション終了後は，受付においても内容を簡単に再確認していきながら，「今日の治療計画の内容は，理解できましたでしょうか？ご家族とも相談なさって，もし疑問点があれば，いつでもお電話ください」と，受付でのコンサルテーションも行います．

　コンサルテーションのための時間帯は，担当の歯科衛生士や歯科技工士が十分に患者さんと話し合える時間を確保でき，他の診療に影響を及ぼさないために，昼休み前の1時間アポイント枠と最終予約枠である18時からの1時間枠のどちらかにするのは，歯周病の場合と同じです．

　歯科治療の素人である患者さんにとって，すべてのことを一度だけで理解していただくことは無理であり，数回に分けて繰り返しての説明が必要です．

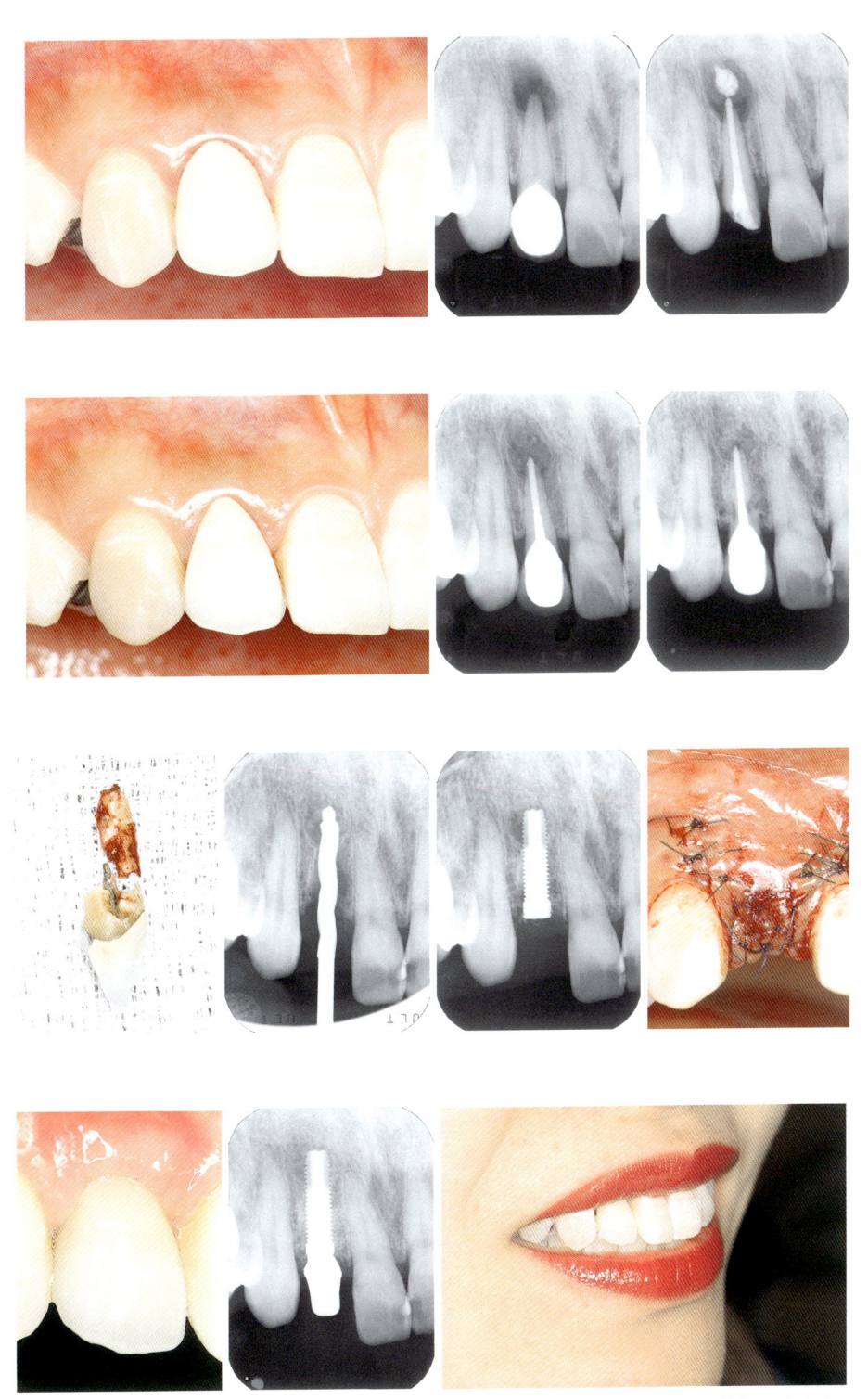

13年前に，|2|の疼痛で来院．精一杯頑張ったものの，若干の不安を残して補綴しました．P.87に述べるような説明をしておいたので，13年後に「先生の予言が的中しました」と言って来院しました．患者さんは「今度はインプラントを入れてください」というご希望でした．

3 インプラント治療はコンサルテーションの繰り返し

どのような流れで治療が進むのか

　当院の場合，基本的には，主訴が解決あるいは改善傾向にある過程で，まずは主訴に対するプレコンサルテーションを歯科医師が施します．そして，資料収集をして診断後，治療計画書を作成して，前述したように歯科医師がメイン担当者である歯科衛生士に内容を説明後，患者さんに1回目の全顎的なコンサルテーション（インプラント1回目）を行い，歯周基本治療を開始します．

　それが終了した時点で，再評価して治療計画を見直します．それから，歯周外科，矯正とインプラントの2回目のコンサルテーションを施します．

　歯周外科後にも再評価し，再度治療計画の修正が必要ならばその修正後に，インプラントについてコンサルテーションを施します．

　時間を設けてのコンサルテーションとしては，最低で3回目となります．

　そしてインプラント治療を開始しますが，アドバンス的な対応の必要な埋入

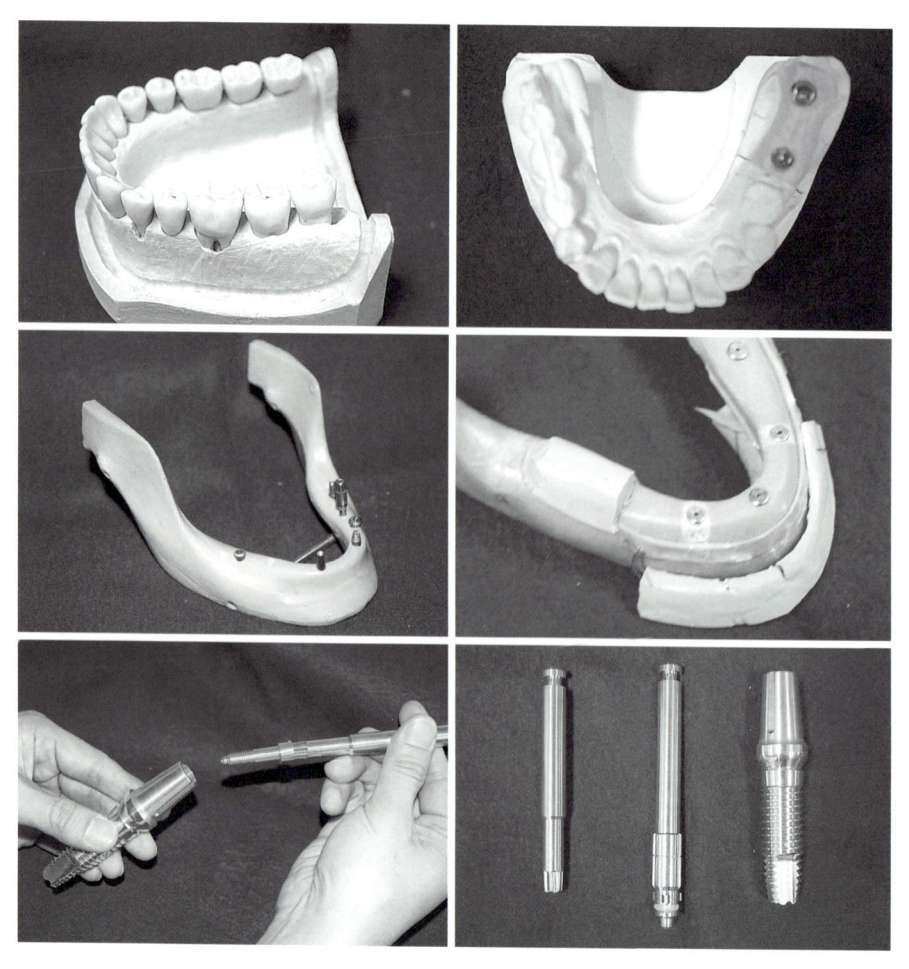

部位においては，その部位ごとにコンサルテーション後に治療していきます．
　インプラント治療終了後にも再評価して，再度最終補綴設計を見直して，必要があれば，治療計画を修正していきます．そこで，インプラント上部構造を含んだ最終補綴物に対するコンサルテーション，さらにメインテナンスに対するコンサルテーションを行います．
　最終補綴治療終了後に再評価して，最終コンサルテーション，つまり初診からの治療内容，その結果，現時点で評価，今後起こりうるトラブル，メインテナンスなどすべてに関してお話して，ふりかえっていただくことで，長期的に患者さんとのお付き合いが可能となると考えています．
　基本的には，インプラントに関与する治療を行う前後には，必ずコンサルテーションが必要と考えています．その一つひとつのコンサルテーションは，前後に行うコンサルテーションと関連づけられていなければ，素人である患者さんは，理解できないと考えているからです．

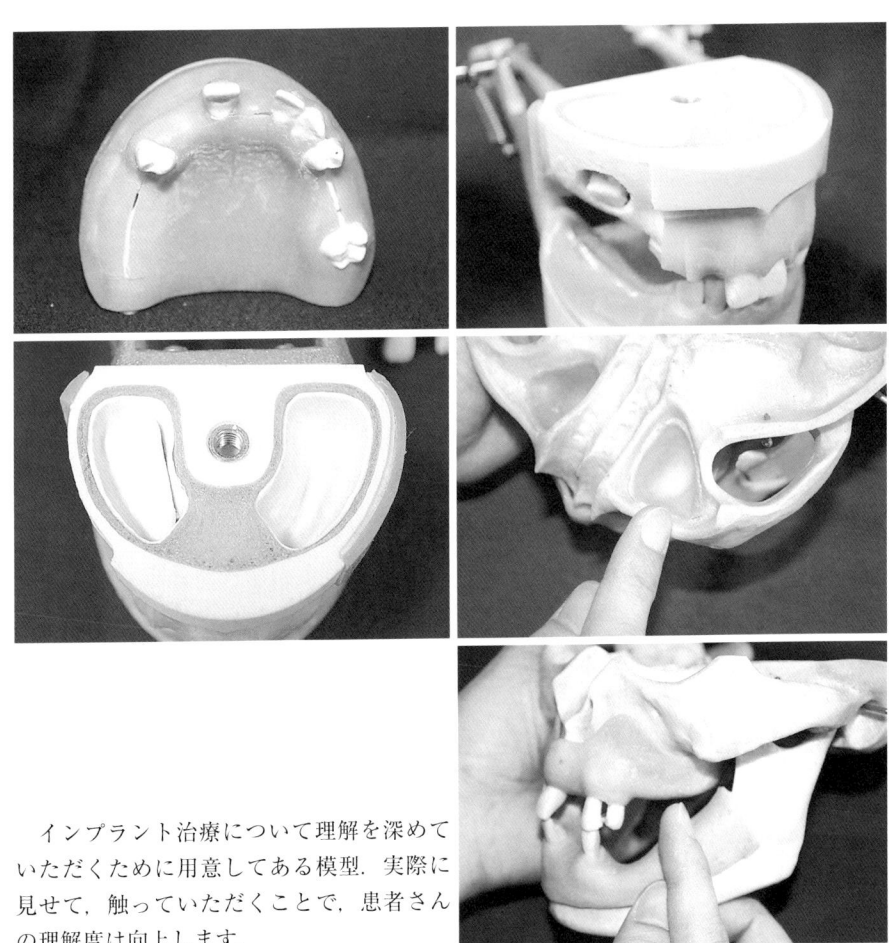

インプラント治療について理解を深めていただくために用意してある模型．実際に見せて，触っていただくことで，患者さんの理解度は向上します．

どんな技量が必要か

インプラント治療におけるコンサルテーションの技量としては，すべての治療のそれと同様，まず，わかりやすいプレゼンテーション能力を必要とします．そのためには，患者さんに実物のインプラント（新品を開けてまでは必要はないが，撤去したもの）と，拡大したインプラント模型を見せて，触らせて，さらに，抜歯した歯と実物を見比べてもらうことは，最も効果的な方法です．

さらに，冗談で「模型にインプラントを入れてみますか？」と言うと，まれに「やってみたい！」という患者さんもいます．

つまり理想は，患者さん自身にインプラント治療をデモ体験していただくことで，そうすれば興味がわき，理解しやすく，受け入れやすいのではないかと思います．しかしそれは現実には無理があるため，デモ用模型に入っているインプラントを一度手で抜いて（模型を少し大きめにドリリングしておく），患者さんの手で埋入してもらうという，大まかな感覚（疑似体験）を味わっていただくようにしており，これは最も効果的な方法です．

まずは，インプラント本体を理解させることが必要です．

埋入手順の理解

次に，埋入するための外科手術を理解していただくためには，まず模型上での埋入テクニックを録画したビデオ，さらに臨床のビデオとその経過，CT画像やX線写真も同時に見ていただきます．

次に，アドバンステクニックを理解していただくための説明をします．

GBRでは，研修会などで使用する模型に術者のオリジナルテクニックを施して準備しておき，その模型を用いて臨床手順に沿って一つひとつの材料の説明と器具操作について実際に処置しながら説明します．さらに，GBRを施す部位と同部位のビデオで，術式，結果，経過，トラブルとその解決策を見せます．

サイナスリフトの場合も同様で，デモ用模型を用いてオリジナルテクニックを施して準備しておきます．たとえば，オステオトームを実際に使用しながら見せて触っていただき，臨床手順に沿って一つひとつの材料の目的と器具操作について実際に処置しながら説明していきます．また，模型上での埋入テクニックを録画したビデオも見ていただきます．さらに，GBRの場合と同じように，ビデオでサイナスリフトを施す部位と同部位での術式，結果，経過，トラブルとその解決策を見せ，理解をはかります．

他のさまざまな外科手術も，同様に説明を行います．

医科の手術でも，動画による記録がとられ，それを手術の進行と同時に家族

などに公開している病院もあります．歯科においても，今後，術後のCT画像やX線写真のみならず，オペ時，補綴時，メインテナンス時のビデオも，患者さんが望めば見せることが当然という世の中になるのかもしれません．

　現在は，まだまだインプラント治療自体がアドバンスな外科ともいえ，さらにGBRほかの手術については，詳しく，繰り返しての説明が必要でしょう．

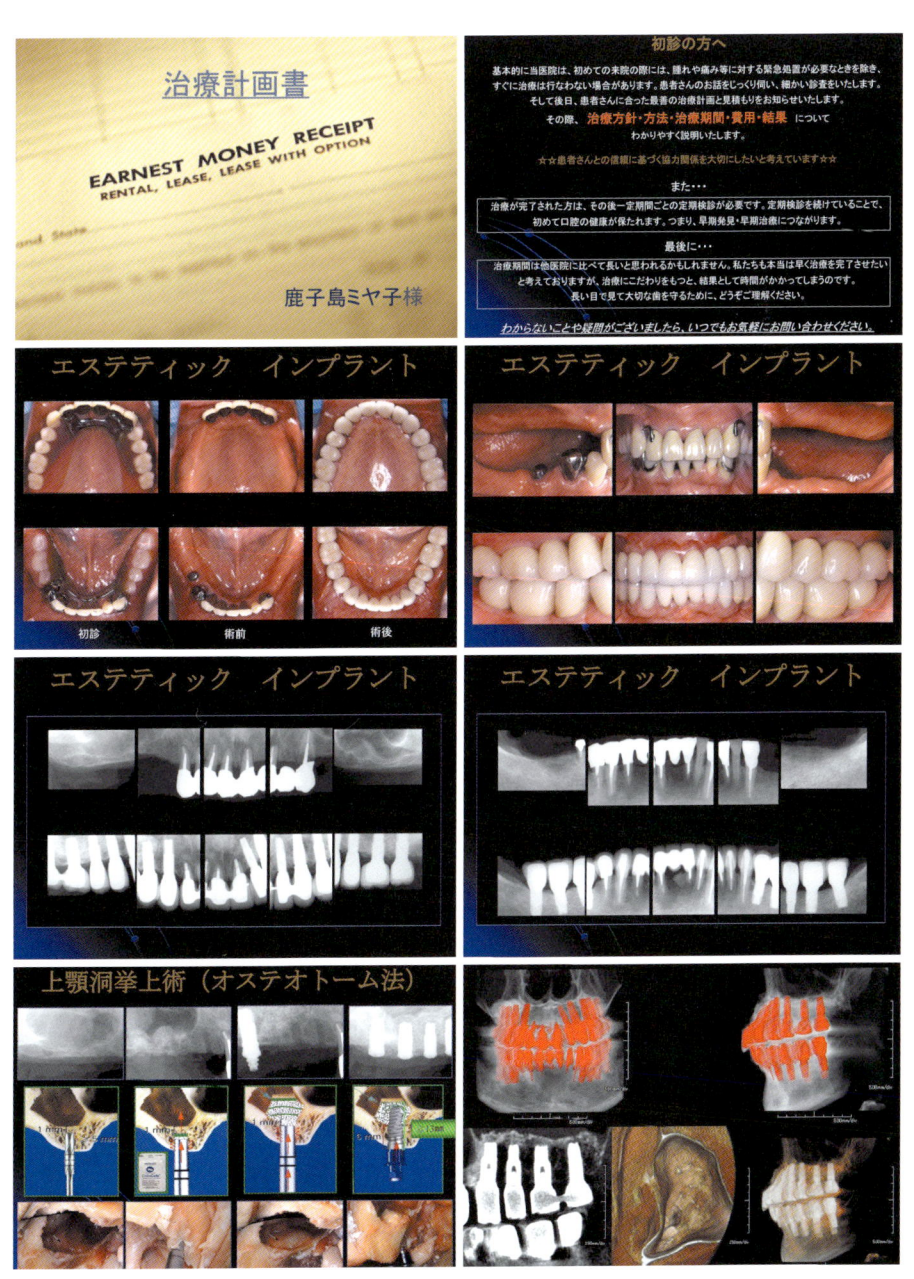

　インプラント希望の患者さんに渡す最低限の資料．このほかは症例により組み替え，追加します．

④ インプラント治療はメインテナンスフリーなのか

メインテナンス時のコンサルテーションを行っていますか

　大多数の患者さんは，インプラント治療について，痛みを伴い，費用も高額，時間もかかるという負担の大きな方法であることもあって，治療後は，天然歯と全く同じようになり，それは「一生もの」と考えているようです．ですので，これらの点について，事前にしっかりと患者さんに説明し，過剰な期待を解消していただいておかないと，患者さんとの信頼関係に問題が生ずることになります．

　また人は，辛いことや嫌なことはできるだけ早く忘れてしまいたいという処理能力が働きます．患者さんも同様に，痛かったインプラント外科手術や遊離歯肉移植手術もすぐに忘れて，あたかも最初からインプラントとそのまわりには十分な角化歯肉が存在しているかのような錯覚に陥り，さまざまなわがままを言ってきます（少し言い過ぎかもしれませんが……）．つまり，初診時の口腔内の状態を忘れてしまいがちなのです．

　したがって，治療前，治療中，治療後のコンサルテーションに加え，メインテナンス時におけるコンサルテーションでも，十分な配慮が必要です．メインテナンス時においても，その時期や経過観察する部位により，単なるメインテナンスの全体的なコンサルテーションではなく，より局所的で，より具体的に対応させたコンサルテーションを行うことが必要なのです．

メインテナンスの間隔

　実際には，メインテナンスに入る直前，そして6ヵ月後，1年後，2年後，3年後と，基本的に1年に1回，ただしトラブルが生じた場合は，その都度コンサルテーションを施すようにしています．

　この目的は，いままでに時間と費用と体力を費やして治療してきた口腔内の状態を長期的に維持し，できるだけトラブルの発生を防ぎたいからです．

　つまり前述したように，患者さんというものは，治療を終了して数年経過すると，治療開始前の口腔内の状態を全く忘れていて，現在の口腔内状態があたかも当たり前のように錯覚して日常生活を送っている場合も少なくないのです．そこで，メインテナンスでは，定期的にもう一度治療過程を振り返ることで，すでに失いかけている「患者さんのやる気」を奮い立たせて，再発防止とトラブル回避，さらにトラブル発生時の解決策のための全顎的なコンサルテーションを施していきます．なかでも，トラブルが発生するのではないかという部位を見越して，起こりうるトラブルとそれの対応処置については，予言者であるかのように洗脳するくらいに十分に説明を強化しておきます．

たとえば，7̄6̄4̄ がインプラント，5̄ が重度のペリオをメインテナンスできる状態まで改善したものの，予後不安なままメインテナンスに入っている患者さんには，「もしこの歯に問題を生じて，その隣接のインプラントにその影響を及ぼすならば，その場合は，抜歯してインプラントに変えます．その術式は，抜歯して，歯肉を切らないままドリリングしてインプラントを埋める方法を選択するかもしれません．そのために貯金しておいてくださいね（笑）」というふうに「刷り込み」を繰り返しておけば，トラブルを生じて患者さんが来院したときにも，「先生，インプラントをお願いします」と，コンサルテーションなしにスムーズに治療を開始できます．

このようなメインテナンスの患者さんが大勢いれば，インプラント治療は途切れることなく，そんなに時間をかけないコンサルテーションを施して，毎日オペが続くこととなります（まあ，半分冗談ですが……）．

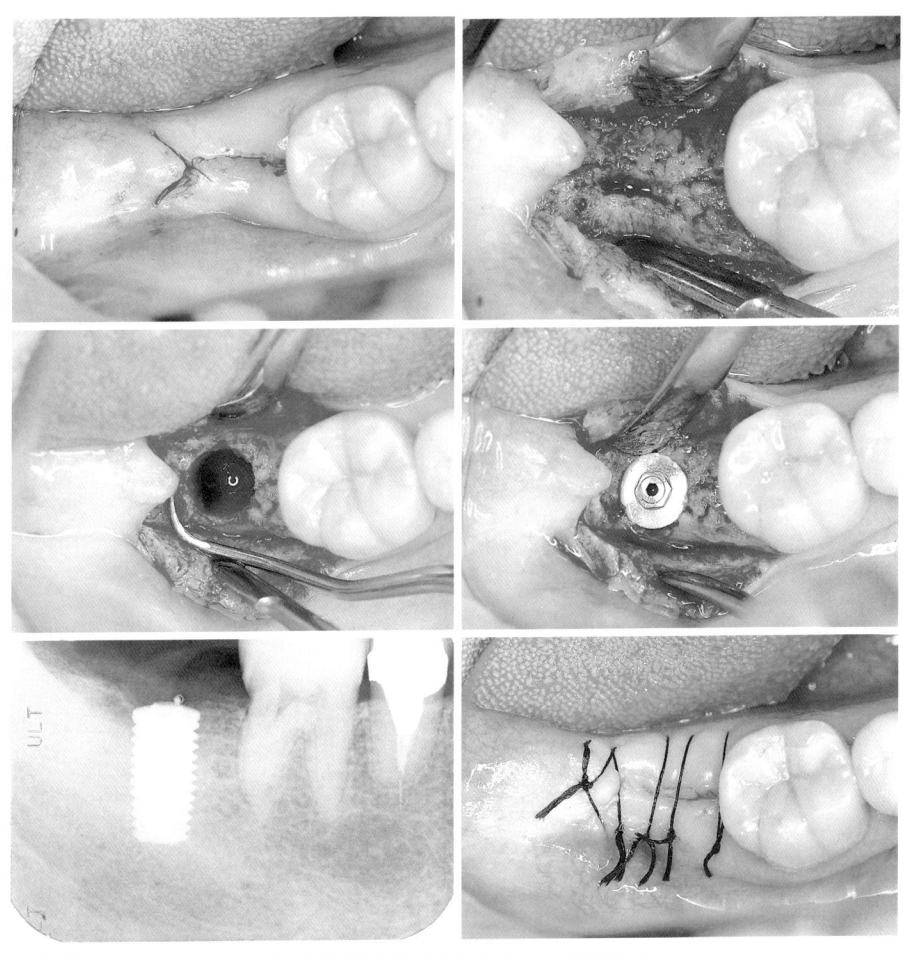

まずは，こうしたシンプルな資料を見てもらうことも必要です．

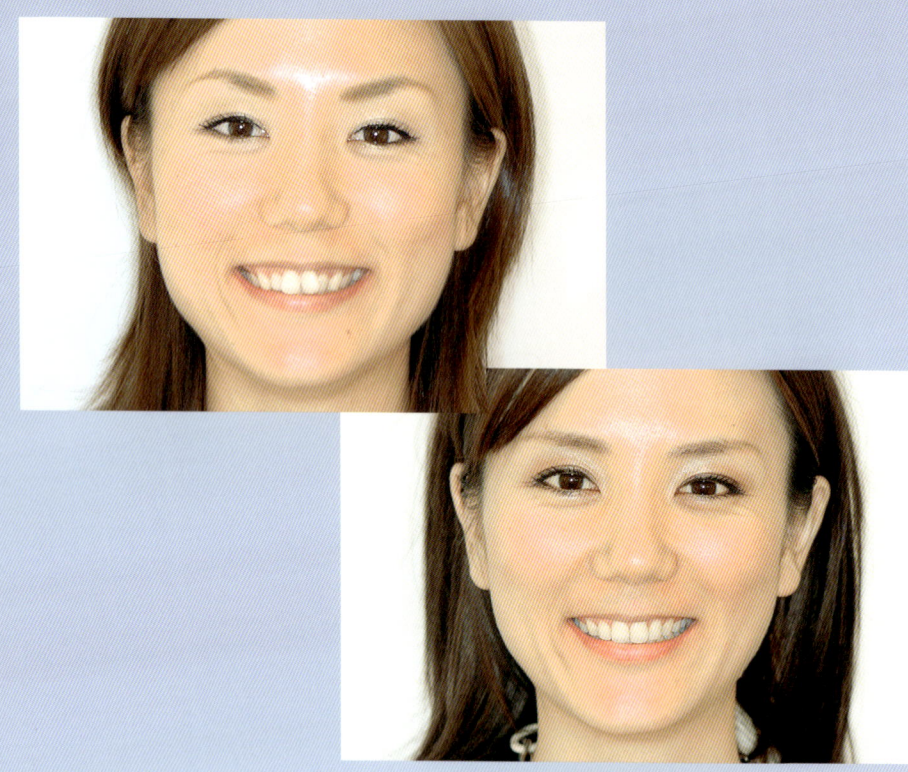

仕事は自分の存在を賭けた戦い
である．
美学の源泉への限りない探求

第6章 矯正治療の場合

　私たち一般医は，エンド，歯周治療，インプラント，再生治療などを納得できるレベルで提供するために，多くの努力を傾けてきました．しかし，なぜか矯正治療は，どこか特別なものとして扱ってきように感ずるのは，早くから専門医制度が取り入れられていて，別の世界と思っていたからなのでしょうか？

　前章まででも再三述べてきたように，患者さんはより高いレベルの治療結果を求めるようになってきており，たとえ費用や時間がかかっても根元的な美しさや機能を望まれる場合，矯正的な処置なくしてはかなえられないことも多いのです．できるならば，矯正分野も学び，手中の技としたいのですが，せめて限局矯正ができるようになり，また矯正医との協力により，より理想的なレベルが追求できればと思っています．

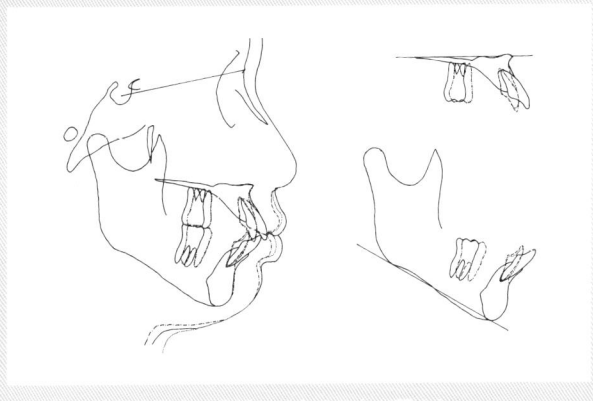

▲頭部X線規格写真の分析ができることが望ましい

1 大人の矯正治療への理解

矯正でコンサルテーションが重要な理由

　矯正治療も，インプラント治療同様に，特殊なケースを除けばすべてが自費診療です．

　全顎的な治療においては，矯正治療により，理想的な歯の位置関係に修正しておくことが，修復治療や歯科治療の治療結果を良好に経過させるための重要条件の一つと考えています．しかしながら患者さんは，いまだに矯正治療は子どもに対する治療であり，大人になってからはよほど特別な症例以外は必要ない，あるいはできないと考えていることも少なくありません．

　たとえば，歯肉縁下カリエスの改善策の一つのオプションとして矯正的挺出があります．その処置が必要な場合，矯正治療は自費診療ですから，修復処置（保険治療）を希望していた患者さんにとっては，詳しい説明がなければ，当然矛盾を生ずることとなります．

　また，歯周病に罹患した患者さんには，さまざまなテクニックを施して歯周組織を改善しようと試みますが，それらテクニックの効果はその罹患歯がボーンハウジング内におさまっていないところでは，半減してしまうように思われます．そこで，全顎的や限局的な矯正治療が必要となりますが，これも十分にコンサルテーションが施されていなければ，いたずらに信頼関係を損うことになってしまいます．

　このように，修復処置や歯周処置を希望されて来院された場合は，なぜ主訴以外の矯正治療を勧めるのか？　本当に必要なのか？　また，必要のない治療を勧めて金儲けしようとしているのではないか？と考えて不信感を抱いてしまいがちなのです．その結果，患者さんの来院が途絶え，転院してしまったという経験は筆者にもあります．

　こうした経験を通して，患者さんの思いと歯科医師の思いのズレをできるかぎりなくすために，矯正治療においても，誤解を生じさせないためのていねいな説明が必要ですし，全顎的な視点に立っての十分なコンサルテーションを行い，そのなかで，矯正治療のメリット・デメリットを伝え，さらに他の治療との関連性をも，十分に納得していただかなければならないのです．

　また，歯並びの改善が主訴で来院された患者さんに対しても，コンサルテーションは大変重要です．

　なぜなら，たとえば，前歯の叢生が気になっていらっしゃる患者さんの場合，前歯だけを直せばよいと考えていらっしゃいます．しかし実際は，歯列全体の

ズレが前歯に出てきていることが多く，上下前歯の幅径バランスのみが原因となっていて臼歯部の咬合にはあまり問題がないという，かなり条件がそろったケースでないかぎりは全顎矯正となります．また，上顎歯列のみが出ていて下顎歯列は叢生がなくきれいな歯並びである，または上顎歯列はきれいで下顎歯列だけ叢生なので片顎のみ装置をつけてほしいというケースにもよく遭遇します．しかしこの場合も，上記と同様にかなり条件がそろったケースでないかぎりは，変化していく対合歯列の咬合に合わせていくために，一見よいと思われる対合歯列にも装置が必要なので，全顎矯正となります．

また，矯正治療はメリットも多い半面，デメリットも多い治療です．患者さんは矯正装置をつければ自動的に歯並びが治ると思っていらっしゃいます．しかし矯正治療は，ブラッシング，顎外装置，顎間ゴム，可撤式装置，保定装置など，自分自身の口腔内を自分で管理していこうという気持がなければうまく進行しません．つまり楽な治療ではないのです．

このように悪くないところにもなぜ装置をつけなければいけないのか？　なぜ装置をつけただけでは治らないのかというところにも，患者さんの思いと歯科医師の思いのズレは存在します．しかし，プロフェッションとしての知識をフル活用して，なんとしても治療前にこのズレを解消しなくてはなりません．

矯正治療は，高額であり，大変な治療ですから，患者さんの自己決断のもとに開始していくべきものだと思います．矯正治療とはどんなものかという情報を提供し，患者さんの自己決断をお手伝いするという意味でも，矯正のコンサルテーションは大変重要なのです．

そのメリット・デメリット

ここでのコンサルテーションの一番のメリットは，矯正治療を理解し納得していただければ，カリエス処置，歯周治療，審美修復処置などのすべての治療結果やその予後に長期的な安定性が増すという点ではないかと考えています．

歯科医師としては，患者さんに現時点で自身ができる最高の処置を提供しようと誰しも考えています．できるだけ理想に近づけるためには，あらゆる分野からのアプローチが必要で，それには矯正治療は欠かせない分野の一つです．

また，矯正治療をすることで，セルフケアに対しての意識がアップし，デンタルIQも高くなります．矯正治療を経験した患者さんは，相対的に歯を大切に思う気持が強まることが多いようです．

一方，デメリットは，矯正治療には時間がかかるため，その結果，全体の治療期間も長くなることがあげられます．またブラッシング不良でカリエスや歯周病の悪化や歯根吸収なども起こりうるので，全くリスクがない治療ではないこと，矯正治療を施せばすべてがうまくいくというわけではなく，より確実な咬合状態を希望するならば，矯正治療後にさらに修復治療が必要となることを考慮しておかなければなりません．これらのことを理解・納得していただかなければならないのです．

いつ・どこで・誰が行うのか

当院の場合，矯正治療は，月に二度，矯正のトレーニングを積んだ歯科医師（矯正医）を招いて行っています．また，原則的には矯正医がコンサルテーションも行います．全顎矯正は矯正医が行うのが望ましいと考えるからです．

簡単な限局矯正であれば，筆者らも行っていますが，それもできれば矯正医のチェックを受けられる環境で行えたらと思っています．

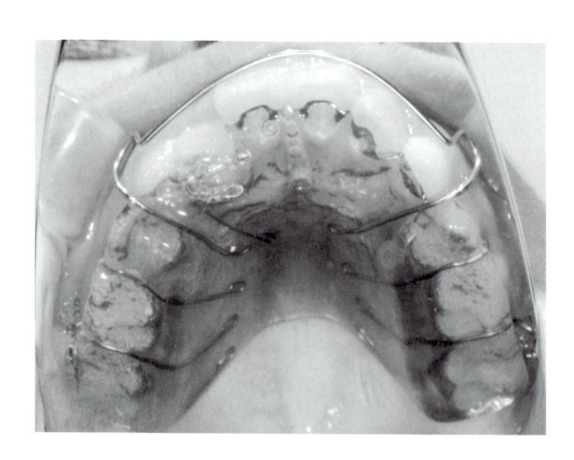

限局矯正の例．
上：補助弾線つきバイトプレートを用いて，舌側転位した $\underline{2|}$ を唇側傾斜移動させています．
下：リンガルアーチを用いて舌側傾斜した $\overline{7|7}$ を頬側に牽引しています．

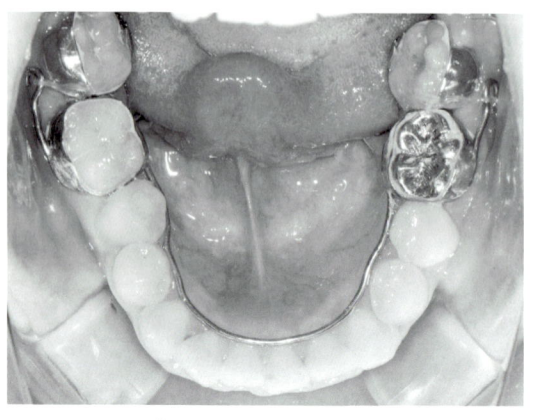

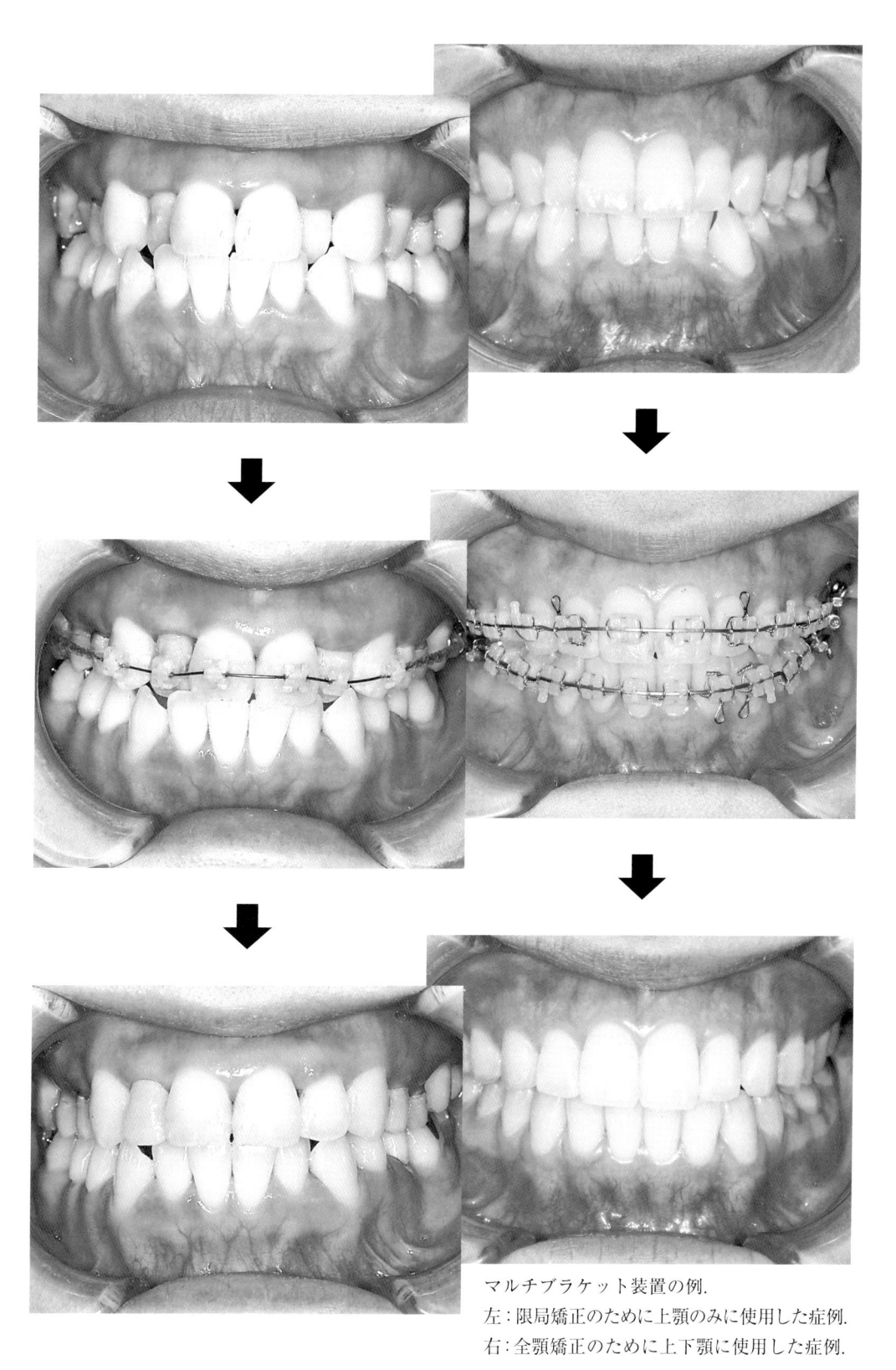

マルチブラケット装置の例.
左：限局矯正のために上顎のみに使用した症例.
右：全顎矯正のために上下顎に使用した症例.

2 資料の準備と治療の流れ

▍準備する資料

●限局矯正の場合

　パノラマ・スタディモデル・口腔内写真・顔面写真：これらは治療計画を立てるうえで必要になるほか，治療経過の確認にも役立ちます．可及的に美しく採得します．診断用セットアップモデルを作製することもあります．

●全顎矯正の場合

・スタディモデル：歯列弓の形態の観察，アーチワイヤーの形態の選択，歯の幅や厚み，アーチレングスディスクレパンシーのチェックなどに必要です．

・口腔内写真：歯肉ラインや歯の形態，歯列弓の形態の観察，治療に用いるアーチワイヤーの形態の選択，また治療経過のチェックにも役立ちます．

・顔面写真：顔全体の中での口腔を把握するために必要です．

・頭部X線規格写真（セファロ）：全顎矯正では治療計画を立てるために必須です．限局矯正の場合にも，歯が予想外の動きをした場合，原因を探るために役立つこともあります．

・診療用セットアップモデル：術後の状態を想定し，診断や治療方針の決定のみならず，説明用としても効果的なツールです．

▍どのような流れで進むのか

　初診時の相談を行い，その後に検査をして，その結果をもとに矯正医が治療方針について再相談します．その後，院内で担当スタッフに状況を説明して，スタッフ全員で治療方針の概要を把握していきます．

　患者さんが矯正治療を受け入れてくれたら，まず装置を装着して動的治療を施します．所定の結果が得られたのちに，保定装置の装着，永久保定または終診という流れで治療を進行していきます．

　矯正治療後に補綴治療が必要な場合は，矯正治療でどのような歯の移動を行ったかにもよりますが，一般的には1〜2年の保定期間をおいた後に補綴治療を開始するほうがよいでしょう．

　なぜなら，矯正治療中はブラッシングが完全にできることは少ないため，多少なりとも歯肉の炎症があることも多いですし，歯肉のラインも不安定です．また，保定中に捻転や歯間スペースができることもあります．最終補綴物を装着した後にそのようなことが起これば，再製しなくてはいけなくなることもあります．そうなると患者さんにとっても医院にとっても二度手間になってしまうからです．補綴医と矯正医が別の場合は，補綴治療をどのくらいの期間をおいて開始したらよいかを必ず相談して決定します．

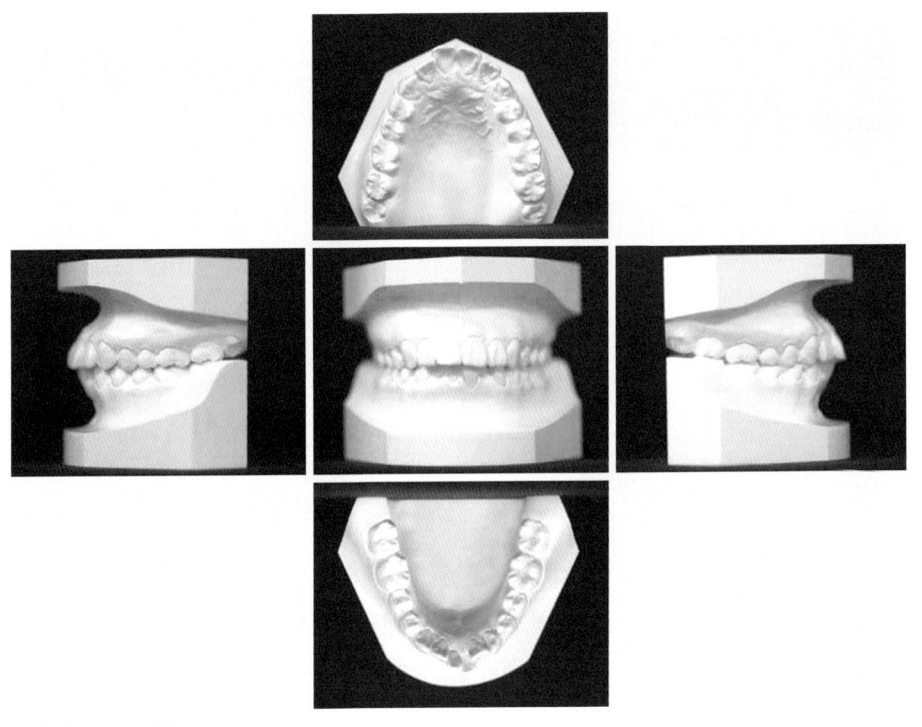

スタディモデル

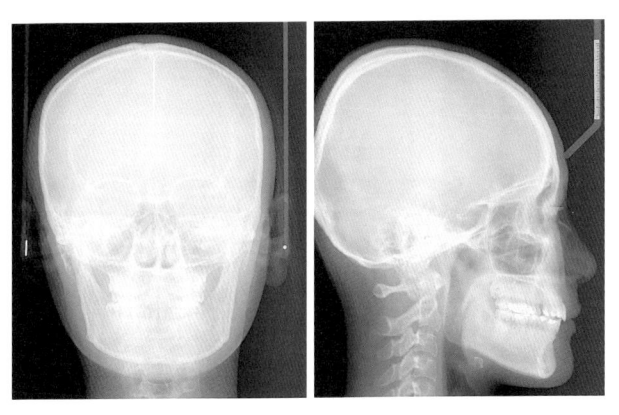

頭部 X 線規格写真

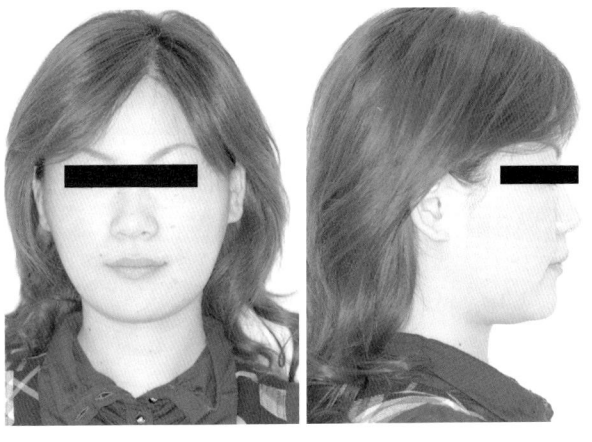

　顔面写真の正面像では，歯の正中線と顔面の正中線，スマイルラインのチェックをします．側面写真では，口元の突出感，鼻の高さ，オトガイのチェックをします．右側画像とし，頭部 X 線規格写真と一致させるようにします．

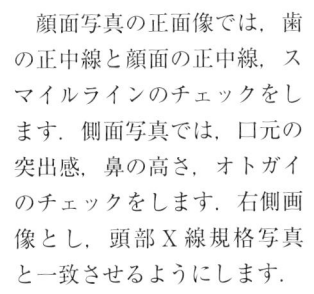

3 矯正治療でのコンサルテーション

■ どんな技量が必要か

　全顎矯正においては，歯だけではなく顔面頭蓋全体のバランスを感じとる技量，さらに顔面頭蓋の解剖・機能・成長に関する知識，つまり歯，骨，筋肉，顎関節，軟組織についての十分な認識が必要です．加えて，歯の移動のメカニクス，材料の特性などの知識も必須です．

　近年，一見ワイヤーベンディングや装置の調整が不要と思われるようなマルチブラケットシステムも紹介されていますが，筆者は，基本的な装置の調整やワイヤーベンディングのトレーニングは必要だと考えます．そういう意味でも，矯正の専門教育を受けることが望ましいと思います．

　一方，限局矯正においては，歯の移動のメカニクス，材料の特性などの知識があれば，専門のトレーニングを受けていなくても可能なケースも多いと思われます．しかし，矯正医と相談しながら進めていくことができる環境があるほうが望ましいでしょう．

■ 矯正のコンサルテーションに必要な技量

　まず一番に必要なのは，なぜ矯正治療が必要なのかということを理解してもらえるように伝える技量です．ここでも治療に対する熱意が必要でしょう．自分の考えを自信をもって冷静かつ熱く語るプレゼンテーションの技量が求められます．

　矯正治療のコンサルテーションにおいて必ず質問されることは「料金，治療期間，装置が目立つか，治療中の痛み」です．これらについて明確に説明ができることが必要です．

　料金に関しては，いきなり高額な料金の説明をすると驚かれる場合もあるので，まずは，保険外治療であること，高額となることを伝え，次のステップで具体的な金額や支払い方法について説明するようにしています．患者さんによっては，保険治療のなりたちから話す場合もあります．また，「この治療がどれくらい人生において重要なことかを考えてもらえれば，実は安いものかも……」という説明を付け加えることもあります．

　治療期間に関しては，想定したスケジュールを伝えますが，歯の動き方には個人差があるので，あくまでも予想であるということを強調して，以下のように説明します．

　「基本的に歯の移動は骨の吸収・添加を繰り返して（骨の新陳代謝を利用して……などと説明）移動していくものなので，1カ月に1mm動けばよいほうです．それで治療には時間がかかるのです」などとお話すると，ほとんどの患

者さんは納得してくださいます．

　装置が目立つのが嫌だという方には，透明色などの目立ちにくい装置，舌側矯正装置，透明色のプレートを用いる装置などの選択肢を示しながら，その装置で改善可能かどうか，またメリット・デメリットについて話します．

　治療中の痛みに関しては，個人差が大きいこと，ある程度の痛みがあることは覚悟していただかなくてはならないこと，しかし調節後2日前後の痛みで，それ以降は次の調節日まではほぼ痛みはないこと，鎮痛剤が効くこともお話しします．

　こうした説明で，大半の患者さんは，安心されるようです．

　歯科治療全体に言えることかもしれませんが，なかでも矯正処置を選択する患者さんは，「美しくなりたい人」なのですから，患者さんはコンサルテーション時にも，担当者の美意識を無意識に評価しているように思います．日ごろから美しいものを見たり，感じたりという，自分の美的センスを磨く努力は必要だと考えています．

　そういう意味でも，歯並びの悪い人から受けるコンサルテーションは説得力に欠けると思われますし，矯正治療独特の痛みや感覚を説明するためには，できればコンサルテーションを行う側も，矯正治療の体験があることが望ましいでしょう．

　① 治療目的が明確で自分にとって重要なことと納得できる．
　② 治療内容・料金に対して大まかにこんな感じだろうと自分なりのイメージができる．
　③ 治療者に対して信頼感をもてる．

　患者さんがこれら3つの点をクリアできるようなコンサルテーションができれば，装置が目立ったり痛みがあるとわかっていても，果敢に取り組んでくれるように思います．

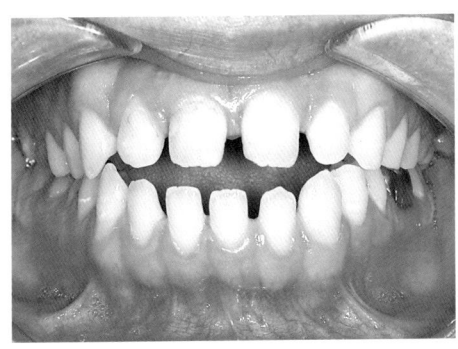

治療前 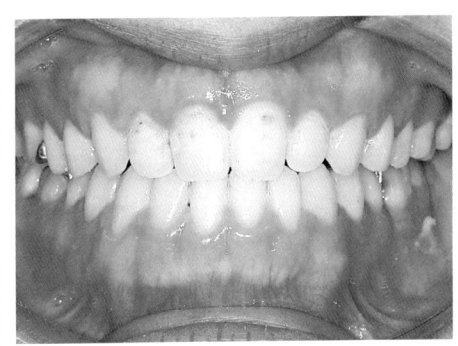　　　　　　　　　　　　　　治療後

矯正と補綴

　限局矯正，補綴前矯正においては，矯正，補綴に関する知識が必要です．特に，それぞれの治療の限界について理解できれば，ここは矯正で，ここは補綴で治療したほうが効率がよいということが判断できます．

　また，治療前にどのような咬合に仕上げるかというビジョンを描けるようにしておかなくてはなりません．また，補綴医と矯正医が協力して治療する場合は，両者のビジョンが完全に一致していなくてはならないと考えています．

　なお，矯正治療の治療期間は長くなるので，治療途中のチェックを補綴医，矯正医の両者で行うことも重要でしょう．この話し合いを行うことで，矯正治療が効率よく進むこともありますし，また何よりお互いの技術を理解しあうよい機会だと思います．

　患者さんにとってベストな治療を提供するためには，補綴，矯正単独の力では限界があります．両者が互いに信頼関係をもち，うまくコミュニケーションをとって治療を進めていくことにより，よりよい結果が得られます．

メインテナンスフリーなのか

　少なくとも保定装置を装着しているかぎり，メインテナンスは必須です．当院では上下顎前歯の舌側に固定式の保定装置を装着することが多いのですが，その場合は装置周囲のカリエス，歯石のチェックが必要です．また，永久保定の場合，10年，20年と長期間装着しますし，保定装置の接着材の摩耗，劣化などにより，部分的に装置がはずれてしまったりすることもあるので，そのチェック，修理も必要となります．

　当院では，通常の場合，3カ月〜1年に1度のチェックを行っています．口腔内の状況と通院可能な状況かということをふまえて，患者さんと相談のうえで決定します．

　メインテナンスを議論する前に，いつまで保定を行うのかという論点を解決しなくてはなりませんが，これに関しては，矯正医と相談しても意見がかなり割れているところです．

　特に，下顎前歯の叢生に関しては，再発防止のためには固定は一生という考え方もあり，そうなると一生のメインテナンスとなります．この場合，患者さんの意向もあるので，通院可能かどうかの話し合いを行い，決めていかなければなりません．

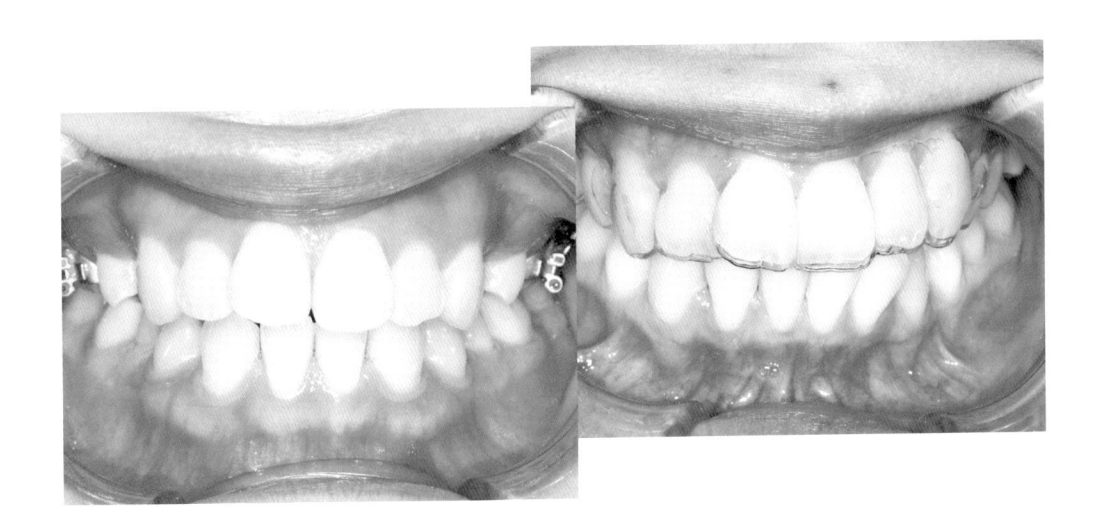

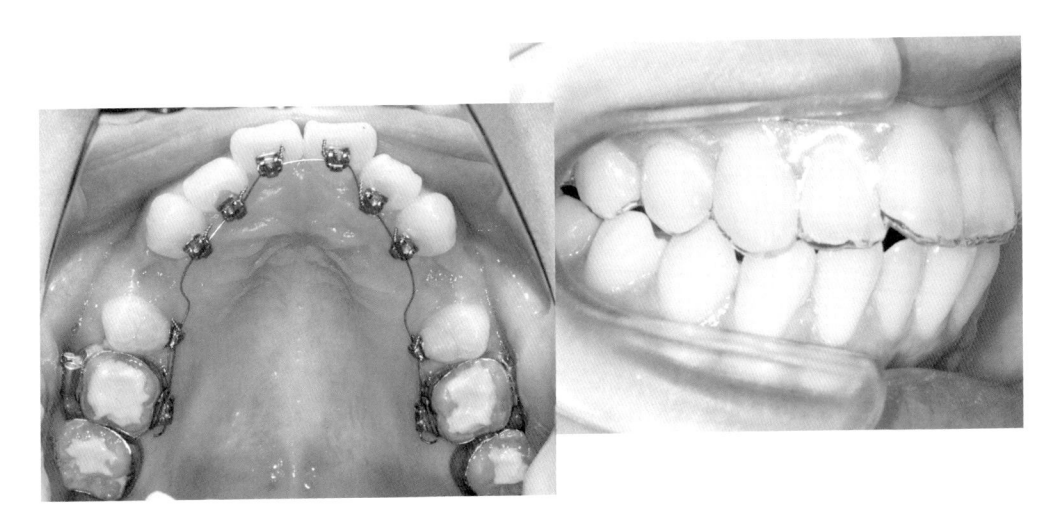

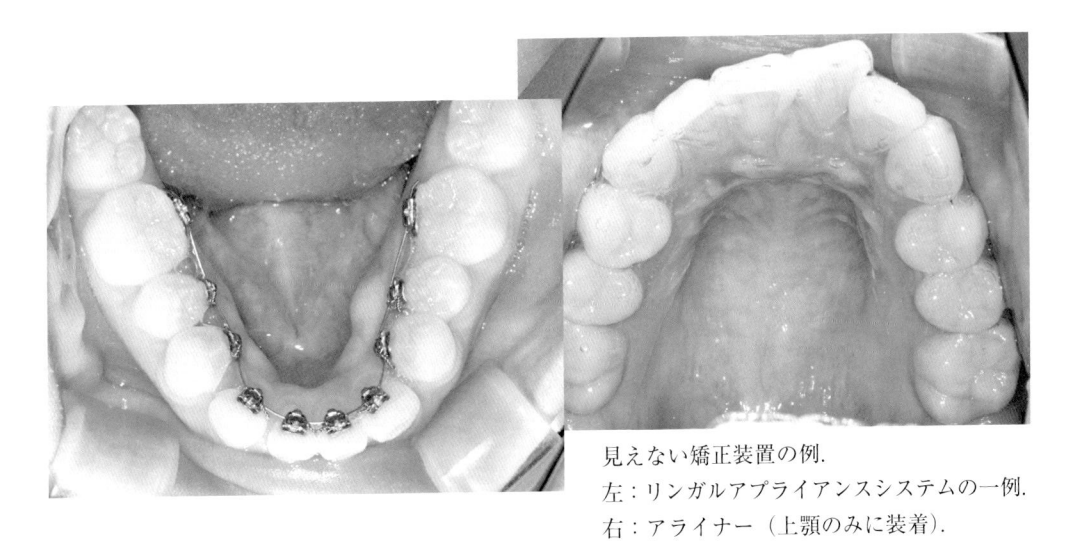

見えない矯正装置の例.
左：リンガルアプライアンスシステムの一例.
右：アライナー（上顎のみに装着）.

あとがき
― 望ましい受付とは ―

　今回は，歯科医師自身がコンサルテーションを自ら行うことに的を絞ってまとめてみましたが，患者さんとの信頼を築くためには，受付における患者さんへの対応がとても重要だと考えています．なぜなら受付は，歯科医院の顔だからです．

　診療室サイドでは，限られた時間のなかで，スタッフ全員が一所懸命頑張って，処置や患者さんとの話し合いをしています．しかし診療室は，次の患者さんの予約が存在するために，時間的にも精神的にも限界があります．一方，受付では，ある程度，時間の調整が可能ですから，患者さんの時間の許すかぎり，いたわりの言葉がけ，疑問の解決，注意事項の確認など，診療室でのフォローアップを行うことで，医院への信頼が大幅にアップすると考えています．

　受付には，人間性と広い知識が要求されますが，キャリアがなくても，まずは患者さんの立場になって語りかけることから始めてもらいます．痛くて，怖くて，不安で，長い時間拘束された診療室からやっと解放されたときには，誰しも優しい言葉をかけてもらいたいと感じるのは当然です．

　しかし日常臨床では，受付は忙しく，またそれを理由に，診療を終えた患者さんへの対応はそこそこで，次の患者さんへの対応に重点をおいているのが現状ではないでしょうか？

　筆者の考える好ましい受付の対応とは，まず「お疲れさまでした．お時間が許すかぎり，どうぞ一休みしてください」と患者さんを労わることから始めます．そして，今回の診療内容を確認していただき，「治療後に痛みや気になることはありませんか？」と治療評価を聞き出します．そこで何か不都合あれば，すぐに担当に連絡を取り，解決していきます．問題がない場合は，診療と全く関係のない，患者さんの趣味や世の中の出来事，天候や季節の話題，芸能ニュースなどの話題を提供し，会話がはずめば，患者さんも寛ぎ，医院への親しみが増すことでしょう．

　そうして得た患者さんの情報を共有し，その後の来院時に，診療前の短い時間のなかで，「お孫さんが1歳になったのですよね．可愛いでしょう？」などといった具合に歯科医師や歯科衛生士から話題をふることができれば，患者さんとの潤滑油になるのです．

　このような会話は，一見無駄のように思えるかもしれませんが，家族の話題，生活習慣，趣味など，治療という枠から少し離れて患者さん自身の内側に少しだけ触れてあげることは，リラックスという面でも，また患医のすれ違いを少なくする面でも，実はとても大切だと考えています．

　その後は，次回の予約と診療内容の予定を会話のなかに取り込んで，患者さんが「また来週ね」とほほ笑んで帰られれば受付業務としては完璧です．患者さんに，次回の来院を億劫に感じさせないようにしてさしあげることも，とても大切な配慮だと考えています．

　このようにスタッフ全員に助けられているからこそ，筆者自身が「やりたい診療」ができているのだと感謝しているのです．

　本書が，歯科医師がまずコンサルテーションの重要性を認識し，自らその困難や喜びを体験するとともに，チームメイトである歯科衛生士・歯科技工士・受付やアシスタントとの「コミュニケーションツール」となって，患者さんに喜ばれ，胸を張れる歯科医療の提供のために活用していただければ望外の喜びです．

　（本書でのファイル表紙の患者名，顔写真の掲載については，許諾をいただいています）

2011年　立春の日に　　　　　　　　　　　　　　　　　　　　　　　　　　　　　榊　恭範

【著者略歴】

榊　恭範
1958 年　福岡県に生まれる
1983 年　福岡歯科大学卒業
同　年　九州大学歯学部第 2 保存科入局
1987 年　榊歯科医院勤務
1994 年　さかきデンタルクリニック開業
　　　　福岡県行橋市南泉 3-8-18
2006 年　さかきデンタルオフィス開業
　　　　福岡市中央区天神 3-9-33

田村　仁美
1998 年　九州歯科大学卒業
2004 年　同大学博士課程修了
　　　　（歯科矯正学）

品川　富美
KIDS 事務局
さかきデンタルオフィス

Welcome to Dental Office
デンタルオフィスナビゲーション
歯科医師のためのコンサルテーション入門
理念・技術・システム　　ISBN978-4-263-44875-5

2011 年 3 月 1 日　第 1 版第 1 刷発行
2016 年 10 月 25 日　第 1 版第 2 刷発行

著　者　榊　　　恭　範
　　　　田　村　仁　美
　　　　品　川　富　美
発行者　大　畑　秀　穂
発行所　**医歯薬出版株式会社**

〒113-8612　東京都文京区本駒込 1-7-10
TEL．(03)5395-7638(編集)・7630(販売)
FAX．(03)5395-7639(編集)・7633(販売)
http://www.ishiyaku.co.jp/
郵便振替番号　00190-5-13816

乱丁，落丁の際はお取り替えいたします　　　印刷・教文堂／製本・明光社
© Ishiyaku Publishers, Inc., 2011. Printed in Japan

本書の複製権・翻訳権・翻案権・上映権・譲渡権・貸与権・公衆送信権（送信可能化権を含む）・口述権は，医歯薬出版㈱が保有します．
本書を無断で複製する行為（コピー，スキャン，デジタルデータ化など）は，「私的使用のための複製」などの著作権法上の限られた例外を除き禁じられています．また私的使用に該当する場合であっても，請負業者等の第三者に依頼し上記の行為を行うことは違法となります．

|JCOPY| <㈳出版者著作権管理機構　委託出版物>

本書をコピーやスキャン等により複製される場合は，そのつど事前に㈳出版者著作権管理機構（電話 03-3513-6969，FAX 03-3513-6979，e-mail：info@jcopy.or.jp）の許諾を得てください．

歯科界の未来に輝く"豊かな歯科医院"の全貌が見えてくる
大好評のWelcome to Dental Officeシリーズ

よみがえれ！ 歯科医院
意識改革・納得診療・経営転換

高橋英登 著

- 保険診療を再考し，最善・最良の歯科治療を提供するにはどうすべきなのか？ 院長先生のための，患者さんとの楽しい関係を築く，スタッフが輝く，明るい未来の歯科再建ガイド．
- 厳冬期にあるといわれている歯科界において，どうすれば明るい未来の光を差し入れることができ，やりがいのある歯科医療を再建できるのかを，渾身の力をふりしぼって，具体的に解決策を示しています．

■B5判・104頁・2色刷　■定価（本体3,200円＋税）

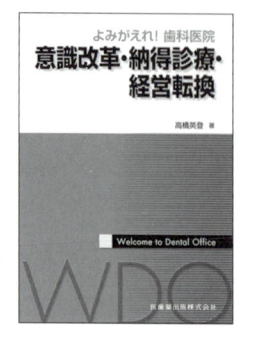

デンタルオフィスナビゲーション
勤務医として働くということ　学び・技術・対応

鈴木 尚 著

- 勤務医として一歩を踏み出した若い歯科医師の皆さんへ―多くの勤務医を，第一線で活躍する臨床医に育て上げた鈴木尚先生が伝える"勤務医のための心得帳"．伸びしろの大きい貴重な勤務医時代を，どのような心構えで，どう動き，何を学んだらよいのかが，おのずと見えてくる本です．

■B5判・112頁・2色刷　■定価（本体3,500円＋税）

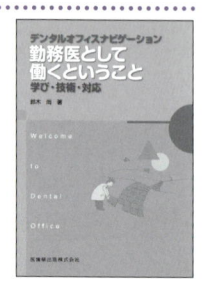

デンタルオフィスナビゲーション
歯科医院の受付はコンシェルジュ　賢く・優しく・美しく

林 美穂・下釜祐子 著

- 医院の差違化が求められる現在，よりプロフェッショナルな「受付」の存在がクローズアップされています．歯科医院の第一印象を決める"受付"をブラッシュアップするためのノウハウ満載！プロフェッショナルな受付を目指す方，もう一歩進化した歯科医院を目指す院長先生に最適の書．

■B5判・96頁・2色刷　■定価（本体3,200円＋税）

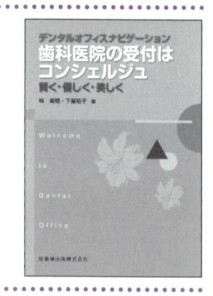

デンタルオフィスナビゲーション
歯科衛生士って素敵な仕事　1週間・1年・3年

田中秀樹・倉富 優 著

- あなたが持っている歯科衛生士のライセンスを，医療人としての誇りに満ちた"ゴールドライセンス"に育ててみませんか――職場を明るく・元気にして，自信をもって患者さんに貢献できる歯科衛生士になるための「働き方」がわかる本．

■B5判・112頁・2色刷　■定価（本体3,200円＋税）

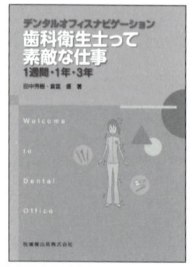

イラストで楽しく学ぶ
デンタルオフィス入門　新人さんのためのText Book

高橋英登 監修／対馬ゆか・遠山佳之 著

- 親しみやすいイラストで，歯科医院の仕事のすべてが，楽しく，みるみるわかります！職種にかかわらず，初めて歯科医院で働く方には必ず読んでいただきたい一冊．なかでも，歯科の知識のない方々にとっては，いままでにない最適な本です．

■B5判・112頁・2色刷　■定価（本体3,200円＋税）

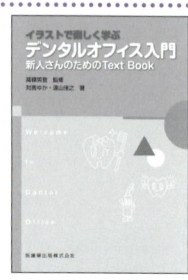

弊社の全出版物の詳細情報はホームページでご覧いただけます．http://www.ishiyaku.co.jp/

医歯薬出版株式会社／〒113-8612 東京都文京区本駒込1-7-10　TEL.03-5395-7630／FAX.03-5395-7633